実践 臨床推論

根拠に基づく柔道整復術を目指して

錦房

編集・執筆者一覧

編集

伊藤　譲　日本体育大学保健医療学部整復医療学科教授

執筆者（執筆順）

伊藤　譲	（いとう ゆずる）	日本体育大学保健医療学部整復医療学科
大森淳次	（おおもり じゅんじ）	いわさきクリニックリハビリテーション科
西沢正樹	（にしざわ まさき）	飯田橋東口接骨院
服部辰広	（はっとり たつひろ）	日本体育大学保健医療学部整復医療学科
岩瀬泰介	（いわせ たいすけ）	帝京平成大学健康医療スポーツ学部柔道整復学科
森田洋平	（もりた ようへい）	首都医校柔道整復学科
稲川郁子	（いながわ いくこ）	日本体育大学保健医療学部整復医療学科
原口力也	（はらぐち りきや）	帝京平成大学ヒューマンケア学部柔道整復学科
田口大輔	（たぐち だいすけ）	帝京大学医療技術学部柔道整復学科

編者序文

臨床推論（Clinical Reasoning）を意識的に実践している柔道整復師はどれほどいるでしょうか？「臨床推論」という言葉を知らない，あるいは聞いたことはあるけれどよく分からない，という柔道整復師も多いのではないかと思います．

本書は，はり師，きゅう師を対象とした「臨床推論―臨床脳を創ろう」(丹澤章八・編著）の姉妹書として，柔道整復師を対象として企画されました．スタイルは前書を踏襲しています．

柔道整復は鍼灸の臨床とは考え方が異なり，臨床推論により病態を把握するためのプロセスに徒手検査や検査所見を加えました．しかし，可能な限り医療面接によって病態を把握し，その検証のために，徒手検査を実施するという流れになっています．

現状の柔道整復の臨床では，医療面接ではなく単なる問診により，施術者の直感が優位に働き，想定した疾患に合致する検査を実施するというのが主流になっていないでしょうか．現在，柔道整復師国家試験前に実施されている認定実技審査においては，外観の特徴，症状から複数の疾患を想定することはなく，ごく一部の疾患にのみ鑑別疾患を答えさせるものがあります．しかし，生命に危険を及ぼす疾患を想定させるものではなく，代表的な症状が類似する疾患を述べさせる程度です．資格取得前の教育としてはこれで良いのかもしれませんが，一方で，病態把握において多様な疾患を想起できないことは，病態把握を誤る可能性があります．

本書は，最初に序章と基礎編をご一読いただき，その上で実践編をお読みいただくことで，臨床推論の流れがより深く理解できるようになっています．実践編は，部位別の構成ですので，順番に読んでも，気になる疾患から読んでもよいでしょう．いずれも物語的に読んでいただくことで臨床推論の流れが身につき，繰り返し読んでいただくことで，新しい発見があり，そして臨床推論の概念が身につくことでしょう．

本書を執筆した先生方は，主に大学や専門学校の教員ですが，いずれも長年にわたり柔道整復の臨床現場あるいは整形外科等のクリニックで研鑽し，第一線で活躍されています．ご多忙の中，労を惜しまず，経験された症例をもとにわかりやすく執筆していただきました．原稿から，これからの柔道整復をさらに良いものにしていく，という強い気持ちを感じました．心より感謝申し上げます．

本書の精読により，柔道整復師を目指す学生さんはもちろん，資格を取得して臨床現場で活躍されている柔道整復師においても，病態を把握する能力を向上させることが可能です．柔道整復師の臨床能力の水準を引き上げ，「臨床推論」を日常の臨床に取り入れ，根拠に基づく柔道整復術（EBJT；Evidence Based Judo Therapy）を実践しましょう．

最後に，本書の内容はすべて伊藤の責任編集となりますが，丹澤章八先生には全体を詳細にお目通しいただき，多くのご助言をいただきました．心から御礼申し上げます．

令和２年６月
伊藤　譲

目　次

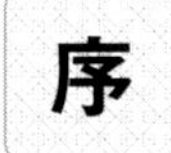

序 Evidence Based Judo Therapy を目指して

1. 臨床推論とは

臨床推論（Clinical Reasoning）とは,「患者さんの疾病を明らかにし，どのように解決すべきかを思考し，意思決定するプロセス」です．柔道整復師は,「病態把握と判断」により施術し，脱臼および骨折を含む運動器疾患の応急手当から社会復帰あるいは競技復帰まで，さらには再発予防を含めてすべての治療プロセスにおいて患者さんと直接的に関わっています．柔道整復師は診断はできませんが，この「病態把握と判断」は，医師の診断と同様に，極めて重い責任を負うものです．医師の診断の誤りは「診断エラー」と呼ばれ,「患者の健康問題について正確で適時な解釈がなされないこと，もしくは，その解釈が患者になされないこと」と定義されています．柔道整復師においては，この「診断エラー」を「判断エラー」と捉え，治療開始の前提である「病態把握と判断」に間違い，すなわち「判断エラー」を起こしてはいけません．そのためには，基礎医学や臨床医学のみならず，医療面接における患者さんとのコミュニケーション能力もとても大切です．

臨床推論のプロセスは，情報収集した様々なデータを統合して病態を把握し，1 つあるいは複数の診断仮説を立て，身体所見や検査結果をもとに臨床的判断を行い，治療のアウトカムを設定し，患者さんのマネジメントの方法を構築することです．

本書では，柔道整復師に不可欠な四肢・体幹の痛みを中心にして，Evidence Based Judo Therapy；EBJT を目指し，情報収集と分析，判断エラーを起こさない臨床的判断を行えるための,「柔道整復師のための臨床推論」を解説します．

2. 柔道整復師に欠かせない臨床推論

柔道整復師に必要な臨床推論には，患者さんの状態について，病歴，発生機転，身体所見や徒手検査の結果をもとに「病態把握と判断」により，適切な治療法を選択するとともに，患者さんや家族へ説明できる能力が求められます．

そのために必要な臨床推論の構成要素は，コミュニケーション能力，臨床的スキル，検査の適応と解釈，批判的思考，認知バイアスやヒューマンファクターへの理解，患者中心の EBJT，意思決定の共有などであり，患者の病態を把握し判断するだけではありません．これらの構成要素が満たされることで，適切な治療方法が選択され，最大の治療効果が得られることに繋がっていきます．

3. 患者さんにも大切な臨床推論

柔道整復師の臨床現場で「判断エラー」はどの程度起こっているのでしょうか？　調査した報告はなく，また，裁判に至る事例も多くないことから実態がわかりません．日本の医療裁判では，約 4 割が診断エラーとのことですが，柔道整復師の場合は診断権がないことで責任が問われていないこともあるのかもしれません．多くの場合，別の医療機関を受診することで問題は表面化しないのでしょうが，「判断エラー」があれば，患者さんは無駄な医療を受けただけではなく，適切な治療の開始が遅れることで，悪化やさらなる障害を生じる可能性も否定できません．逆に，柔道整復師が適切な病態把握を行えれば，柔道整復術の適応を判断し，適切に医療機関と連携することで患者さんにメリットが生まれます．

参考文献

1）丹澤章八（編）：臨床推論―臨床脳を創ろう．錦房，2019.
2）Nicola Cooper, John Frain；宮田靖志（翻訳）：ABC of 臨床推論～診断エラーを回避する．羊土社，2018.

基礎編

柔道整復における臨床推論

1. 臨床推論の種類

臨床で用いられる推論の種類は，「演繹的推論」，「帰納的推論」，「仮説的推論」，「規則に基づく推論/分類による推論/決定論的推論」，「確率的推論」，「Type 1」，「Type 2」があります．本書では，「Type 1」，「Type 2」をあわせたデュアルプロセスセオリーによって臨床推論を進めていきます．

2. 臨床推論におけるデュアルプロセスセオリー

デュアルプロセスセオリーには，直感的アプローチ（Type 1 プロセス）と分析的アプローチ（Type 2 プロセス）があります．病態把握の場面では，慣れや熟練により Type 1 プロセスによる意思決定が多くなります．特に柔道整復の外傷の応急手当という状況では，Type 1 プロセスによる迅速なアプローチは極めて重要です．しかし，正確な知識と経験，適切なトレーニングをしていなければ判断エラーに直結します．判断エラーを回避するためには，メタ認知の能力（批判的思考）が必要です．

メタ認知とは，自分の思考過程に対する気づきや理解のことで，「どのように考えたか，どのように誤ったか，そしてどのように修正するか」から始まります．患者さんの病態が明確に把握でき，Type 1 プロセスによる直感的判断で病態が把握できたとしても，メタ認知により，あるいは他のスタッフとの見解の相違や経過が予想と異なった場合，Type 2 プロセスが発動して分析的なアプローチを行うことになります．このように，どちらか一方のみのプロセスで病態把握を行うのではなく，施術者自身が，その場面でどちらのプロセスで取り組んでい

表1　Type 1 プロセスと Type 2 プロセス

	Type 1 プロセス （直感的アプローチ） 前向き推論	Type 2 プロセス （分析的アプローチ） 後ろ向き推論，仮説演繹法
労力（時間）	低い（短い）	高い（長い）
感情移入	しやすい	しにくい
伝達	できない	できる
エラー	起こりやすい	起こりにくい
信頼性	低い	高い
科学的厳密さ	低い	高い

るかを把握し，自ら切り替える能力も併せ持って病態把握を進めていくことが必要です．柔道整復の臨床における Type 1 プロセスと Type 2 プロセスの特徴を**表1**にまとめました．

3. 判断エラーを起こす原因

判断エラーを起こす原因は，組織的エラーや技術的エラー，想定外の不可避なエラー等がありますが，医療における診断エラーの7割弱が臨床推論におけるエラーとされていることから，柔道整復の医療としての質を保ち，向上させるためには正確な臨床推論の実施が必要です．また，正確な臨床推論の実施には，認知バイアスを理解しておかなければなりません．

認知バイアスとは，認知，判断や意思決定の際の偏った思考や恣意的な思考

表2　認知バイアスの例

アンカリングバイアス	最初の情報源にこだわってしまう．
利用可能性バイアス	経験の多い症例や印象の強い疾患しか鑑別疾患にあがらない．
確証バイアス	自分の仮説に合致した都合の良い情報のみを採用する．
過信バイアス	多くのことを知っている，理解していると考えてしまう．
遂行バイアス	結果を得るために，何かしなければという考えのもとに行動してしまう．
不作為バイアス	害を与えないことを優先して何もしない．
代表性バイアス	特徴的な症状が見られたら，その疾患と決め込んでしまう．
感情バイアス	意思決定が感情によってなされてしまう．

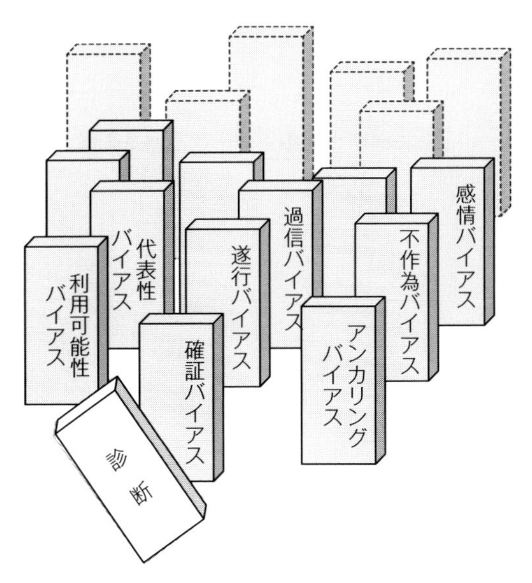

図 1　認知バイアスドミノ
バイアスによって起こる判断エラーは，複数のバイアスの連鎖や，あるいは 1 つのバイアスによっても起こります．連鎖が起これば起こるほど Type 2 プロセスによっても判断が困難になります．

で，**表 2** のように多くのバイアスが存在します．

判断エラーは，1 つのバイアスによって起こる場合もあれば複数のバイアスが組み合わさって起こる場合もあります（**図 1**）．これらのバイアスがあることを自覚して，メタ認知の能力を高めることで判断エラーを回避しましょう．

4. 柔道整復における臨床推論の流れ

臨床推論の流れを**図 2** に示します．

Type 1 プロセスと Type 2 プロセス（仮説演繹法）の併用により臨床推論を進めましょう．

Type 1 プロセスでは，認知バイアスによる判断エラーが起こりやすいですが，ヒューリスティックス（発見的手法：正確性に劣るが短時間で判断できる，経験に基づく意思決定の技術で，複雑な過程を単純化して把握しやすくするショートカット思考）に磨きをかけ，危険性や見逃してはならない疾患の察知に役立てる

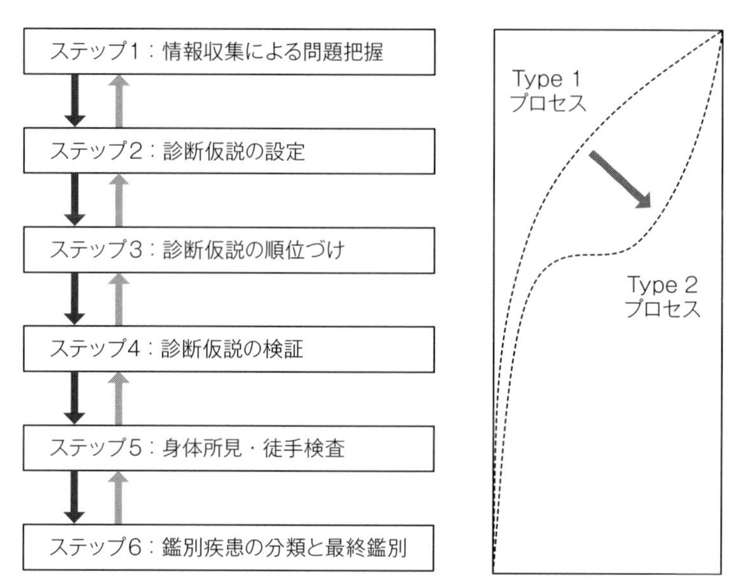

図2　柔道整復における臨床推論の流れ（丹澤ら[1)]を一部改変）
下向きの矢印（黒）は基本的な流れを示し，上向きの矢印（灰）は見直しが必要な場合に前のステップに戻って推論を再検証する流れを示します．
経験や学習の積み重ねと，メタ認知の能力を向上することで Type 1 の領域は増え，Type 2 による分析を併せて行うことで効率よく精度の高い臨床推論が実践できます．

ことは不可欠です．ただし，ヒューリスティックスのみに頼ってはいけません．Type 1 プロセスは，認知バイアスの影響を受けやすく，そもそも経験したことがない疾患や初めて診る疾患は認識できず，知識がなければ疾患が思い浮かばない，複数思い浮かぶと絞り込めないという欠点もありますが，経験や学修の積み重ねと，メタ認知の能力を向上することと併せてより精度高く実行できるようになります．Type 1 プロセスにより，よくある疾患，見逃してはいけない疾患を想起し，Type 2 プロセスも同時に発動させて病態把握を進めていきましょう．

5. 柔道整復師のエビデンスに基づく診察の実践

ステップ 1

1) 網羅的な聴取によるシステマティックな病態把握

病態把握のために，施術者は，どのような情報を得ようとしているのか，患者さんの発言や状態からどのような情報が得られているのか，これらを網羅的に把握，分析するために，[病歴の構成]，《OPQRST》と〈解釈モデル〉を用いましょう（**表 3**）.

表 3 病歴の構成・OPQRST・解釈モデル

[病歴の構成]	《OPQRST》	〈解釈モデル〉
①生活歴 ②既往歴 ③アレルギー歴 ④服薬歴 ⑤家族歴	O：onset（発症様式） P：palliative/provocative（増悪・寛解因子） Q：quality/quantity（症状の性質・程度） R：region/radiation（部位・放散の有無） S：associated symptoms（随伴症状） T：time course（症状の時間経過）	① feeling（感情） ② idea（解釈） ③ function（影響） ④ expectation（期待）

2) Type 1 プロセスによる疾患像の想起

医療面接で得られた情報から OPQRST を明確にして臨床問題を要約し，特徴のある医学情報を抽出すると，Type 1 プロセスによりいくつかの疾患像が浮かび上がります.

ステップ 2

1) 想起した疾患の羅列

[ステップ 1] で想起した疾患を，Type 2 プロセスに基づいて羅列します.

2) Type 2 プロセスによる診断仮説の設定

「よくある疾患・病態」と「見逃してはいけない疾患・病態」に分け診断仮説を設定します.

ステップ　3

1）可能性が高い疾患の抽出

［ステップ 2］で仕分けした疾患から「可能性が高い疾患・病態」を抽出します．

2）診断仮説の順位づけ

抽出した「可能性が高い疾患・病態」を Type 2 プロセスにより可能性が高い順に並べます．

ステップ　4

［ステップ 4］は診断仮説を絞り込む上でとても重要なステップです．

1）重点的質問

疾患を絞り込むために，診断仮説で想起した疾患に対する質問をしていきます．

2）OPQRST の更新と特徴のある医学情報の抽出

得られた情報から OPQRST を更新し，特徴のある医学情報を抽出します．

3）想定する疾患に関する質問

想定する疾患が絞り込めると，その疾患に関する質問を行います．

4）OPQRST の更新と特徴のある医学情報の抽出

さらに追加された情報から OPQRST を更新し，特徴のある医学情報を抽出します．この段階で，想定する疾患が絞り込まれます．

ステップ　5

徒手検査は，臨床推論の枠組みから外れるかもしれませんが，柔道整復の臨床においては，推論を検証するために，推論と徒手検査を切り離して考えることはできません．

1）検証を裏づけるための徒手検査

想定した疾患に対する徒手検査を実施します．

2）所見の羅列と明確化

関節可動域（ROM）や徒手筋力検査（MMT）の結果や，徒手検査による陽性所見と陰性所見を明確にします．

3) 医療面接の振り返り

Type 2 プロセスにより，これまでの医療面接と身体所見・徒手検査の結果を振り返ります．この振り返りは判断エラーを回避するためにとても大切です．もしこの振り返りによって整合性がない，患者さんの訴えと所見が一致しない場合は，再度検証を行います．

ステップ 6

1) 鑑別疾患の分類

鑑別疾患は，よくある疾患，重症度の高い疾患に分け，さらに柔道整復術の適応疾患か否かに分けます（**表 4**）．

表 4　鑑別疾患の分類

	柔道整復術の適応（医師との連携を含む）	柔道整復術の不適応
よくある疾患	施術対象	医師へ紹介
重症度の高い疾患	施術対象	医師へ紹介

柔道整復師の知識・技量によって必ずしもこのように振り分けられるわけではありませんが，適応と不適応を，まずは柔道整復師自身が自己の知識と技量を自覚した上で判断することが重要です．

2) 最終鑑別

これまでの医療面接，身体所見，徒手検査の結果を統合して，最終鑑別します．

6. 紹介状（施術情報提供紹介書）の書き方

臨床推論の結果，柔道整復術の不適応疾患や，柔道整復術の適応であっても医師との連携が必要と考えられる場合には，患者さんへの説明を十分に行って医師へ紹介します．その際には**表 5** の通り紹介状が必要になります．

では，実際に紹介状はどのように書けば良いのでしょうか．フォーマットは一般的に保険請求団体等のものがありますので，内容について説明します．

表 5　医師への紹介状が必要な場合

紹介の理由	紹介の目的
治療を医師に委ねたい場合	ご高診のお願い
医師との連携が必要と判断した場合	
病態把握できなかった場合	
骨折や脱臼の後療のため医師の同意を得たい場合	
患者さんが専門医等を紹介して欲しい場合	患者さん希望による精査のお願い

1）紹介状作成のポイント

紹介状を作成するに当たっての一番のポイントは，治療を継続してする（したい）のか，治療を医師に委ねるのかをふまえて，「紹介の目的」をはっきりさせることです．

治療を継続してするのであれば，医師からこの柔道整復師であれば治療を継続して大丈夫と思われなければなりません．そのために，患者さんの主訴，経過，症状，検査結果等を適切に書いて臨床推論の結果を簡潔に伝えることを念頭に置きます．

治療を医師に委ねる場合でも，患者さんの主訴，経過，症状，検査結果等を簡潔に記載しておきます．この積み重ねによって医師との信頼関係が構築されていきます．

患者さんを医師へ紹介する場合，柔道整復師の施術者としての能力は紹介状によって評価されるといっても過言ではありません．記載内容が不適切では，治療を任せられないと判断されてしまいます．また，結果（疾患名）のみを記載して，検査依頼をするというのは絶対に行ってはなりません．患者さんに必要な検査を判断し実施するのは医師に他なりません．

実際には，患者さんが医師を受診するに当たっては柔道整復師の紹介状は必要ありません．治療を医師に委ねたい場合を除き，その患者さんを引き続き医師と連携して治療していくことが紹介の理由ということになります．したがって，医師から不適切と思われない紹介状を作成しなければなりません．

2）紹介状の項目と記載内容

医師から不適切と思われないためにどのような紹介状を作成すれば良いでしょうか．

紹介状（施術情報提供紹介書）

○○整形外科

○○　○○先生　御侍史

患者氏名　○○　○○様（男・㊛） 生年月日　年号○年○月○日（○○歳）	住　所　東京都○○区○○町 1-1 電　話　03-1234-5678

【紹介の目的】

「ご高診のお願い」「患者さん希望による精査のお願い」等

【主訴】

「手関節部痛」「足底部のしびれ」等

【所見】

※最初に挨拶文を入れても良いでしょう．（平素より大変お世話になります，等）

以下を簡潔に記載します．

・患者さんのプロフィール

・現症，症状（いつからか，期間等，時系列を理解しやすいように）

・徒手検査，超音波観察画像等の結果

・疑われる疾患名

※終わりの文は以下の様に，こちらの意図を明確に伝えます．

「（骨折・脱臼の）後療につきまして，ご同意のうえ，ご指導いただけますようお願いいたします．」

「今後の治療方針につきましてご教示下さい．」

「ご高診のほどよろしくお願いいたします．」

○年○月○日
○○整骨院　柔道整復師　○○　○○
住所：神奈川県○○市○○区 7-8
TEL・FAX：045-123-4567

図 3　紹介状の 1 例

紹介状の項目は，【紹介の目的】，【主訴】及び【所見】とします．【所見】には，現病歴と検査所見を記載します．【紹介の目的】は，「ご高診のお願い」，「患者さん希望による精査のお願い」等となります．**図 3** に紹介状の例を示しました．

【主訴】は「○○部痛」等とします．【主訴】を【疾患名】とする場合には，例えば「前十字靭帯断裂（疑い）」としますが，疾患名の記載は，診断していると誤解されることもあるため【主訴】にしておいた方が良いでしょう．

【所見】は，まず，負傷の発生機転，症状，経過や検査所見（陰性所見を含む）を記載します．これらは，医師への紹介の根拠であるという意識を持って書きましょう．その上で，判断した「疾患名（疑い）」を記載します．このように書くことで，患者さんの病態は柔道整復術の不適応あるいは治療に際し医師との連携が必要であるから紹介したということが伝わるようにします．

超音波観察画像がある場合は，撮像方法（プローブを当てた位置と方向）と画像の説明を記載しましょう．プリントアウトした画像に損傷部がわかりやすいよう印を付けておくことも忘れないようにしましょう．

骨折や脱臼，腱断裂等，外観に特徴がある疾患では，外観像の写真を撮影し，添付することで医師の診療に役立つことがあります．その際，外観の撮影の時間（受傷後何時間あるいは何日かなど）を欠かさず書いておきましょう．例えば鎖

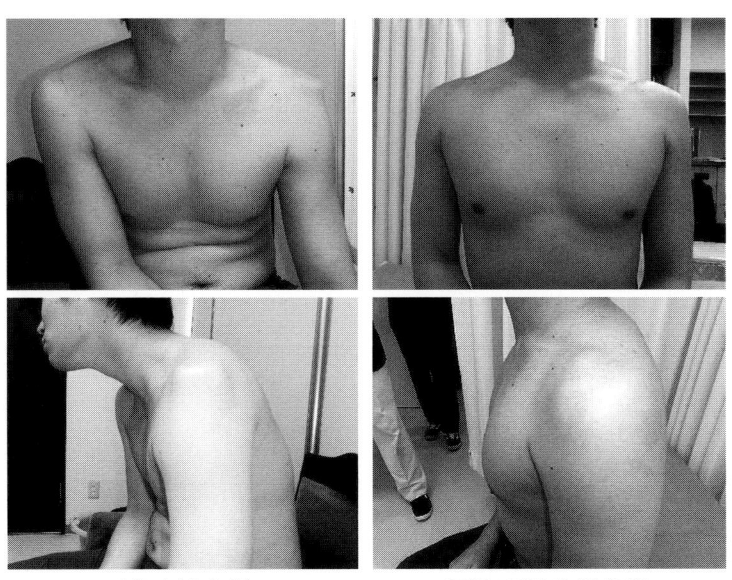

受傷時（整復前）　　医師の受診時（整復後）

図 4　肩関節前方脱臼の外観の撮影
脱臼や骨折では，整復により受傷時の状態が不明となるため，整復前の写真を紹介状に添付しておくことで医師の診療に役立つことがあります．

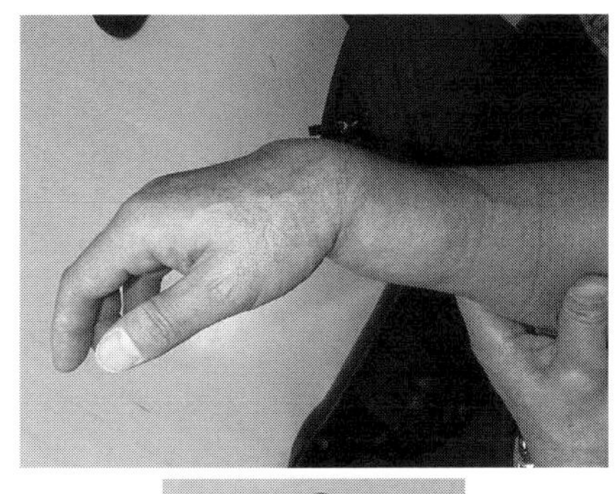
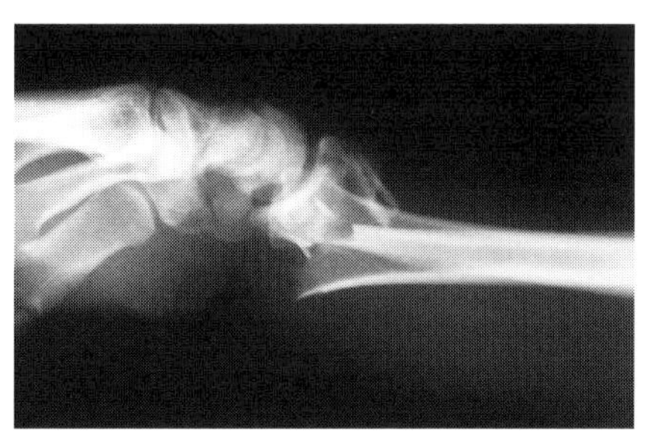
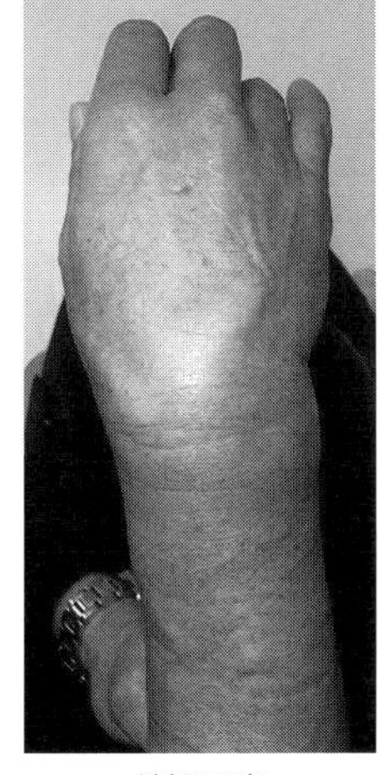
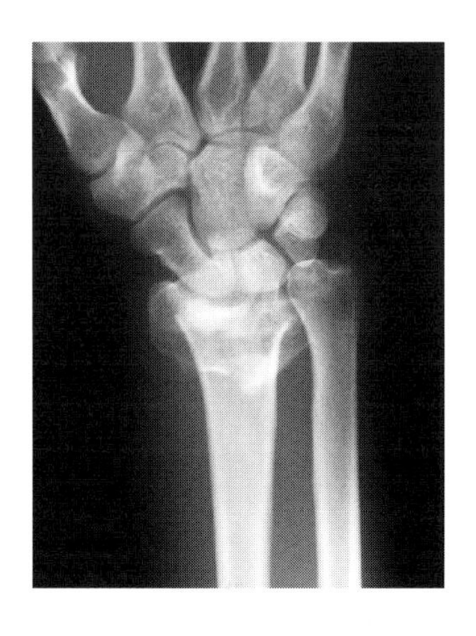

外観写真　　単純X線

図5　X線撮影の撮影方向にあわせた外観の撮影

骨骨折では，受傷直後では骨片端が明瞭ですが，数時間もすれば腫脹により骨片端は不明瞭になります．脱臼も整復するとどのような状態であったかが分からなくなります（**図4**）．

外観の写真を撮影する場合，原則としてX線撮影の基本である2方向（正面像と側面像）にあわせます（**図5**）．そうしておくことで，医師の診察を終えた後に提供された画像を確認すると，外観と画像のイメージが合わせやすくなります．その他に特徴的な所見があれば追加して撮影します．写真撮影の注意点として，痛みのある患者さんを撮影するので，短時間で済ませること，必ずしも意図に合った肢位が取れるわけではないので，無理に理想的な肢位をとらせる必要はありません．また，写真撮影の目的，用途についても患者さんに説明し同意を得ましょう．よくあるミスは，正確な構図で撮影できていても，ピントが患部ではなく，ベッドや背景に合っているというものです．スタッフ同士で撮影のシミュレーションをしておくとミスを防ぐことができます．

参考文献

1）丹澤章八（編）：臨床推論―臨床脳を創ろう．錦房，2019.
2）三浦太郎，小浦友行：外来での効率よい病歴聴取．レジデントノート．2014:15(15):2768-2774.
3）Croskerry P: A universal model of diagnostic reasoning. *Acad Med*. 2009;84(8):1022-8.
4）Nicola Cooper, John Frain；宮田靖志（翻訳）：ABC of 臨床推論～診断エラーを回避する．羊土社，2018.

実践編

四肢・体幹の痛みと臨床推論

1　肩の痛み

この章では肩の痛みを訴える患者さんの臨床推論を考えてみましょう.

症例 1　痛みで夜も眠れない

予診票より

Aさん：女性　40歳　主婦　2児の母
[既往歴] [アレルギー歴] [服薬歴] [家族歴] 特記事項なし

[Aさんは待合室から診察室に入って来る際, 少し背中が丸くなった姿勢（いわゆる猫背）です. 歩容に問題はなさそうです. 体温は診察前の測定で36.5度です.]

ステップ　1　**情報収集による問題把握**

⇒医療面接ではOPQRSTを意識し, 主訴を明確にします.

医療面接

M　氏：こんにちは. 施術を担当しますMです. お名前はAさんでよろしいでしょうか?

Aさん：はい.

M　氏：今日はどうされましたか?

Aさん：右の肩が痛くて来ました.

M　氏：痛いのは右肩だけですか？

Aさん：はい，そうです.

M　氏：いつごろから痛くなりましたか？

Aさん：以前より肩に違和感がありました《**T**》① が，ここ1カ月ぐらいで痛みが強くなりました《**T**》②．そのうち痛みが取れると思って［**解釈**］① 放置していたのですが，一向に良くならない《**Q**》① のです.

M　氏：痛くなる原因として思い当たることはありますか？

Aさん：いいえ，特にないです.

M　氏：どういう時に痛みが出ますか？

Aさん：服を脱ぐときや，洗濯物を干す時に手をあげる動作で痛みが出ます《**O**》①．最近は痛くて夜中に目が覚めることがあります《**Q**》②.

M　氏：肩をあげると痛みが出るのですね？

Aさん：そうです.

M　氏：他に痛みが出る動作はありますか？

Aさん：えーっと，髪をとくときも痛みがでます《**O**》②.

M　氏：どのような痛みですか？

Aさん：中の方でギューッと，痛くて肩が動かせなくなり《**P**》①，痛みが収まるまで少し時間がかかります《**P**》②.

M　氏：どこが痛いか詳しく教えていただけますか？

Aさん：肩の外側から腕の真ん中くらいが痛いです《**R**》①.

［筋，腱や関節の痛みなのか，神経障害や血行障害によるしびれや自律神経症状を痛みとして表現しているのかを確認します.］

M　氏：肩が腫れていたり熱感はありますか？

Aさん：いいえ，ありません《**S**》①.

M　氏：腕や指にしびれや，指先が冷たいと感じることはありますか？

Aさん：そのような感じはありません《**S**》②.

M　氏：他に何か変わったことはありませんか？

Aさん：痛いので，肩を動かさないようにしているせいか，肩の動きが悪くなった感じがします《**T**》③.

[動きが悪いとは，動かしにくいのか，動かす範囲が狭くなっているのかを確認する必要があります.]

M 氏：動きが悪いというのは，重だるい感じですか，それとも動かせる範囲が狭くなっていますか？

Aさん：えーっと，どちらかというと，動かせる範囲が狭くなっている感じです《Q》③.

⇒医療面接で得られた情報から，OPQRST を明確にします.

— OPQRST 1 —

発症様式：O	①服を脱ぐときや洗濯物を干すために手をあげたとき
	②髪をとくとき
増悪・寛解因子：P	①肩をあげた際に肩の中の方が痛い.
	②肩を動かさないでしばらくすると，痛みが治まる.
症状の性質・程度：Q	①一向に良くならない.
	②夜間痛で目が覚めることがある.
	③肩を動かせる範囲が狭くなっている.
部位・放散の有無：R	①肩から上腕中央部にかけての外側
随伴症状：S	①疼痛部の腫れや熱感はない.
	②手指のしびれや冷感はない.
症状の時間経過：T	①以前より肩に違和感
	②ここ１カ月ぐらいで痛みが強くなった.
	③肩関節の動きが悪くなってきている.
解釈	①そのうち痛みがとれると思って放置していた.

[神経障害や血行障害などによる痛みではないようです.]

⇒ OPQRST から，患者さんの臨床問題を要約します.

臨床問題の要約

Aさん：女性 40 歳 主婦 2 児の母

【主 訴】右肩の痛み

【現病歴】1 か月前から，右肩外側から上腕中央部にかけて痛みが強い. 服を脱ぐときや洗濯物を干すために手をあげた時，髪をとくときに痛みが出現し，痛みが治まるまでに時間がかかる. 最近は夜寝ている時に痛みで目が覚めることがある. 指先が冷たい感じやしびれはない. 肩の動きが悪くなった感じがある.

⇒臨床問題の要約から特徴ある医学情報を抽出します.

特徴ある情報 1

40 歳　女性

1 か月前から右肩の外側から上腕中央部にかけて疼痛が出現．夜間痛あり．肩関節の可動域が減少．

⇒臨床問題の把握ができたら，［ステップ 2］に進みます．

ステップ 2　診断仮説の設定

⇒情報を基に，診断仮説をたてます．

主訴である肩から上腕中央部の痛みは 1 か月前から出現しており，明らかな誘因，外傷歴がないことから外傷性疾患は考えにくく，組織の変性や繰り返しの動作による痛みと考えられます．そして，脱衣動作や洗濯物を干したり髪をとくときに痛みが出現することから肩関節の挙上動作が影響していると考えられます．

➤M氏は，診断仮説を作成しました．

診断仮説 1	○よくある疾患・病態	○見逃してはいけない疾患・病態
	肩関節周囲炎	関節リウマチ
	滑液包炎	痛風
	腱板損傷	変形性関節症
	腱板炎	感染症
	頚椎症	
	石灰沈着性腱板炎	

⇒次に診断仮説について可能性の高さを考えて順位づけを行います．

ステップ 3　診断仮説の順位づけ

診断仮説 2	○可能性が高い疾患・病態
	①肩関節周囲炎　②滑液包炎　③石灰沈着性腱板炎　④腱板炎 ⑤腱板損傷　⑥頚椎症

患者さんの訴える痛みの部位と痛みが出る状況から，肩関節の動きに関連があると考え，肩関節周囲炎と滑液包炎を上位に持っていきます．夜間痛に関しては石灰沈着性腱板炎も除外できないので次にいれます．肩関節挙上の際の疼痛部位

が，肩から上腕中央部にあり，腱板部の疼痛は訴えていないのですが，腱板炎と腱板損傷も下位に入れます．

⇒診断仮説がそろい，順位づけできたので，つぎは診断仮説の検証です．

ステップ 4　診断仮説の検証

➤M氏は，診断仮説の絞り込みをするために“重点的質問”をしていきます．

医療面接

M　氏：上を向いた時に手作業がしにくかったり，足に力が入りにくかったりすることがありますか？《S》③

［頚椎症性脊髄症を確認します．］

Aさん：大丈夫です．

M　氏：上を向いた時に手がしびれたり痛みが首から手の方に走ることがありますか？《S》④

［頚椎症性神経根症を確認します．］

Aさん：そういったことはないです．

M　氏：スポーツは何かされていますか？

Aさん：中学，高校とバレーボール部に所属していましたが，卒業してからはやっていません **[生活歴]**①．

M　氏：これまで肩のケガをされたことはありますか？

— **OPQRST 2** —　下線が追加された情報です．

発症様式：O	①②
増悪・寛解因子：P	①②
症状の性質・程度：Q	①②③
部位・放散の有無：R	①
随伴症状：S	①②③④首の動きと，肩から上腕中央部の痛みは連動しない．
症状の時間経過：T	①②③
解釈	①
生活歴	①中学，高校でバレーボール部に所属，それ以降はスポーツ活動なし．
既往歴	①これまで肩のケガをしたことはない

Aさん：特にありません［**既往歴**］①.

⇒新しい情報を加えてOPQRSTを更新（**OPQRST2**）し，特徴ある医学情報を抽出します.

特徴ある情報2

特徴ある情報1 ＋ 頚部の運動と，肩から上腕中央部の痛みは連動しない．肩の外傷の既往はない.

解説・ヒント

頚部の動きにより痛みが出現する場合として，頚椎症性神経根症では，多くに手足のしびれなどが片側に出ます．頚椎症性脊髄症では，ボタンをとめるなどの手作業や歩行がぎこちなくなったり，多くの場合，両側に症状が出ます．今回はそのような所見はなかったため頚椎症は当てはまらないと考えました．また，これまで肩のケガをしたことがないので，変形性関節症の可能性も低いと考えます．肩関節部の腫脹や熱感がなく体温は平熱であることから感染の徴候はないと考えました.

➤M氏は，肩関節周囲炎を念頭に置きながら，痛みの性状を明らかにするため質問を絞ります.

M　氏：今一番辛いことは何ですか？

Aさん：夜寝ている時に寝返りをすると起こる鋭い痛み《**Q**》④と，その痛みがすぐに治まらないために目が覚めることです.

M　氏：それは辛いですね．寝るときに楽な姿勢はありますか？

—**OPQRST 3**—　下線は，さらに追加された情報です.

発症様式：O	①②
増悪・寛解因子：P	①②③④寝る時は痛い方の腕の下にタオルを入れて痛くないポジションを作って休みます.
症状の性質・程度：Q	①②③④寝返りで鋭い痛み
部位・放散の有無：R	①
随伴症状：S	①②③
症状の時間経過：T	①②③
解釈/生活歴/既往歴	①/①/①

Aさん：腕の下にタオルを入れて痛くない姿勢を作って休みます．最近は抱き枕を抱いて横向きで寝ています《**P**》④.

⇒新しい情報を加えてOPQRSTを更新（**OPQRST3**）し，特徴ある医学情報を抽出します．

特徴ある情報3

特徴ある情報1
特徴ある情報2 ＋ 寝返りで鋭い痛み．

就寝時の痛み（夜間痛）は，肩関節周囲炎や石灰沈着性腱板炎，腱板損傷や腱板炎の患者さんが訴えることが多いです．寝る際に痛い方の腕の下にタオルを入れたり，抱き枕を抱いて横向きで寝ていることから，肩関節の安静を図ることで痛みが出現しないように工夫しています．肩関節の挙上以外にどのような動作が疼痛を誘発しているのかを調べるためには徒手検査が必要です．

➤M氏は，検証の裏づけとなる徒手検査を行います．

ステップ 5 身体所見・徒手検査

- 関節可動域の測定：屈曲，外転，外旋，内旋に可動域制限を認めた．
- インピンジメントサイン陽性
- ジャクソン（Jackson）テスト陰性
- スパーリング（Spurling）テスト陰性
- 深部腱反射は左右共に正常
- 徒手筋力検査は左右共に正常

可動域制限を認め，患者さんの動かしにくいという訴えと一致しています．インピンジメントサインは，腱板損傷や腱板炎，滑液包炎で陽性となりますが，疼痛の部位や受傷機転，現在，スポーツ活動を行っていないことなどから否定されます．肩関節周囲炎では，可動域が制限されていることから，インピンジメントテストの挙上動作により疼痛が誘発されます．

徒手筋力検査および深部腱反射は正常であり，やはり神経障害は可能性が低いと考えます．

⇒ここでType 2プロセスにより，これまでの医療面接・徒手検査の結果を振り返ります．

──症例1　(ステップ 1~5) の振り返り──

●(ステップ 1) 医学情報の整理

①40歳女性．1か月前から右肩の外側から上腕中央部にかけて疼痛が出現．
夜間痛あり．肩関節の可動域が減少．

②頚部の運動と，肩から上腕中央部の痛みは連動しない．肩の外傷の既往はない．

③寝返りで鋭い痛み．

●(ステップ 2) 診断仮説の設定と (ステップ 3) 順位づけ（①②③④⑤⑥）

(ステップ 2) (ステップ 3)	○よくある〜可能性が高い疾患·病態		○見逃してはいけない疾患・病態
	肩関節周囲炎	①	関節リウマチ
	骨液包炎	②	痛風
	腱板損傷	⑤	変形性関節症
	腱板炎	④	感染症
	頚椎症	⑥	
	石灰沈着性腱板炎	③	

(ステップ 4) 診断仮説の検証

✓首の動きと，肩から上腕中央部の痛みが連動するか？→頚椎症の確認
✓患部に腫脹や熱感があるか，体温は正常か？　→感染の確認
✓外傷の既往はあるか？　→変形性関節症の確認
✓朝のこわばり，関節部の急な腫れはないか？　→関節リウマチ，痛風の確認

(ステップ 5) 身体所見・徒手検査

陽　性	正常または陰性
・関節可動域検査（屈曲，外転，外旋，内旋に可動域制限） ・インピンジメントサイン	・ジャクソンテスト ・スパーリングテスト ・深部腱反射 ・徒手筋力検査：左右共に正常

⇒振り返りにより判断エラーがないことを確認したので[ステップ6]に進みます．

ステップ 6 鑑別疾患の分類と最終鑑別

筋腱の炎症や非感染性滑液包炎の場合は柔道整復術の適応となりますが，感染性（化膿性）滑液包炎の場合は医師へ紹介する必要があります．石灰沈着性腱板炎は医療機関でのＸ線検査でないと判明しないので，医療機関へ紹介します．

	柔道整復術の適応（医師との連携を含む）	柔道整復術の不適応
よくある疾患	肩関節周囲炎 滑液包炎 石灰沈着性腱板炎 腱板炎 腱板損傷 頚椎症	痛風
重症度の高い疾患	変形性関節症 石灰沈着性腱板炎 腱板損傷 頚椎症	感染症 関節リウマチ

➤M氏は，臨床推論の結果として，Ａさんの病態は，肩関節周囲炎と最終鑑別しました．

参考文献

1）高岸憲二：図説新肩の臨床．MEDICALVIEW，2006：26-27

症例２ 高いものを取ろうとすると激痛が…

右肩の痛みでM接骨院に来院した初診の患者さんです．

予診票より

Ａさん：男性 50歳 事務職
［既往歴］［アレルギー歴］［服薬歴］特記事項なし
［家族歴］父親が糖尿病

［待合室から診察室に入って来るＡさんの姿勢は，両肩が前方に軽く突き出たような（いわゆる巻き肩）姿勢になっています．その他には，歩容での問

題はなさそうです．体温は診察前の測定で 36.5 度です．]

ステップ 1　情報収集による問題把握

⇒医療面接で OPQRST を意識し，主訴を明確にします．

医療面接

M　氏：こんにちは．施術を担当しますMです．お名前はAさんでよろしいでしょうか？

Aさん：はい．

M　氏：今日はどうされましたか？

Aさん：2 か月前くらいから肩があがりにくくなりました《**T**》①．高い位置にある物を取ろうとすると痛みが出ます《**O**》①．そのうち治まると放置していたのですが［**解釈**］①，全然よくならないので来ました《**Q**》①．

M　氏：痛くなる原因として思い当たることはありますか？

Aさん：いいえ，特にないです《**O**》②．

[急性外傷ではないようです．]

M　氏：どの辺りが痛みますか？

Aさん：肩の前の方が痛みます《**Q**》②《**R**》①．

M　氏：じっとしている時は痛みますか？

Aさん：じっとしている時は痛くありません《**Q**》③．腕をあげた時だけ痛みます《**P**》①．

M　氏：その他，気になったことはありませんか？

Aさん：最近肩を動かしたらゴリゴリと音がする《**T**》② のが気になります．

M　氏：ゴリゴリと音がしたときは痛みますか？

Aさん：特に気になりません《**Q**》④．

M　氏：上肢や指にしびれや，指先が冷たいとかはないですか？

Aさん：指先が冷たい感じは以前からありましたが，そんなに気にはなりません《**S**》①．しびれも一切ありません《**S**》②．

[神経障害や血行障害などによる痛みではないようです．]

⇒医療面接で得られた情報から，OPQRST を明確にします．

— OPQRST 1 —

発症様式：O	①高い位置にある物を取ろうとするとき
	②思い当たる原因はない．
増悪・寛解因子：P	①腕をあげた時だけ痛みが出る．
症状の性質・程度：Q	①全然よくならない．
	②肩の前方が痛い．
	③じっとしている時は痛くない．
	④肩を動かしたらゴリゴリと音がするが，その時に痛みはない．
部位・放散の有無：R	①肩の前方が痛い
随伴症状：S	①指先が冷たい感じは以前からあり気にならない．
	②しびれは全くない．
症状の時間経過：T	①2か月前くらいから肩があがりにくくなった．
	②最近肩を動かしたらゴリゴリと音がする．
解釈	①そのうち治まると放置していた．

⇒ OPQRST から，患者さんの臨床問題を要約します．

臨床問題の要約

Aさん：男性　50歳　事務職

【主　訴】肩の痛み

【現病歴】2か月前くらいから肩があがりにくくなり，高い位置にある物を取ろうとすると肩の前方に痛みが出る．痛みは肩の前側で，じっとしていれば痛みは出ず，肩をあげた時のみに出る．最近は肩を動かすとゴリゴリ音がするが，音がしたときの痛みはない．夜寝ているときに痛みはない．指先の冷たい感じはあるが気にならない．上肢のしびれはない．

⇒臨床問題の要約から，特徴ある医学情報を抽出します．

特徴ある情報 1

50歳　男性

2か月前から肩関節の挙上が困難となり，挙上時に肩の前方に痛みが出る．最近は肩の運動により轢音を感じている．安静時痛はなく，上肢のしびれもない．

⇒臨床問題の把握ができたら，［ステップ 2］に進みます．

ステップ 2　診断仮説の設定

⇒情報を基に，診断仮説をたてます．

主訴である肩の痛みは2か月前から徐々に出現しているので，急性外傷ではなく，繰り返しの動作による痛みと考えます．50歳という年齢から，退行性変性が基盤となっている可能性も考慮します．安静時痛はなく，高い位置にある物を取るなど，腕をあげた時に痛みを訴えることから，肩関節の挙上動作に関連する痛みと考えます．上肢の冷感やしびれはないことから，神経・血管系の疾患の可能性は低いと考えます．

➤M氏は，診断仮説を作成しました．

診断仮説 1	○よくある疾患・病態	○見逃してはいけない疾患・病態
	肩関節周囲炎	変形性関節症
	インピンジメント症候群	感染症
	腱板断裂	
	上腕二頭筋長頭腱炎	
	石灰沈着性腱板炎	

⇒次に診断仮説について可能性の高さを考えて順位づけを行います．

ステップ 3　診断仮説の順位づけ

診断仮説 2	○可能性が高い疾患・病態
	①インピンジメント症候群　②上腕二頭筋長頭腱炎　③肩関節周囲炎　④石灰沈着性腱板炎　⑤腱板断裂

患者さんの訴える痛みの部位と状況から，肩関節の動きに関連があると考えます．外転気味の挙上動作で疼痛が増強することから，インピンジメント症候群を上位に持っていきます．肩関節前方の痛みの部位から，上腕二頭筋長頭腱炎も考えられます．肩関節周囲炎の急性期にみられる安静時痛がこの症例ではみられませんが，好発年齢に当たることを考慮してこの段階では除外しません．石灰沈着性腱板炎は女性に多い疾患ですが，この段階では除外できません．また，腱板断裂では一般的に挙上動作ができませんが，部分断裂では可能な場合もあり，好発

年齢に合致し，日常生活の中ではっきりとした原因がなく断裂に至ることがあるため入れておきます．

⇒診断仮説がそろい，順位づけできたので，つぎは診断仮説の検証です．

ステップ 4 診断仮説の検証

➤M氏は，診断仮説の絞り込みをするために“重点的質問”をしていきます．

医療面接

M 氏：夜中とか寝ている時に痛みで目が覚めることはないですか？

Aさん：痛みで目が覚めることはないです《S》③.

M 氏：腕をどの方向に動かすと痛みが出ますか？

Aさん：腕をあげる動作で痛くなりますが，横方向に動かすのが一番痛いです《P》②.

M 氏：これまでスポーツ経験はありますか？

Aさん：中学，高校と野球部に所属していました．今は草野球を月1でやっています **[生活歴]**①.

M 氏：これまでに肩のケガをされたことがありますか？

Aさん：特にありません **[既往歴]**①.

⇒新しい情報を加えてOPQRSTを更新し，特徴ある医学情報を抽出します．

— **OPQRST 2** — 下線が追加された情報です．

発症様式：O	①②
増悪・寛解因子：P	①②腕を横方向にあげるのが最も痛い．
症状の性質・程度：Q	①②③④
部位・放散の有無：R	①
随伴症状：S	①②③痛みで目が覚めることはない．
症状の時間経過：T	①②
解釈	①
生活歴	①中学，高校と野球部に所属し，現在は月1回で草野球をしている．
既往歴	①これまで肩のケガをしたことはない．

特徴ある情報 2

特徴ある情報 1 ＋夜間痛はない．肩の外転が最も痛い．野球経験があり，現在も月 1 回している．肩の外傷の既往はない．

解説・ヒント

体温は正常で，感染症の可能性は低いと考えます．今まで肩のケガの既往はないので，変形性関節症の可能性も低いと考えます．夜間痛はないようなので夜間痛が特徴である石灰沈着性腱板炎の可能性は低いと考えます．腕を横方向にあげる，すなわち肩関節を外転する動作で最も痛いことから，インピンジメント症候群の可能性が高いと考えます．

➤M氏は，インピンジメント症候群を念頭に置きながら，痛みの部位を確実にするため質問を絞ります．

M　氏：腕を横にあげるときに引っかかり感はありませんか？

Aさん：痛みと引っかかり感があります《Q》⑤．

M　氏：肘の曲げ伸ばしや，肘を曲げた状態で重量物を持った時に肩の前方が痛みますか？

Aさん：いいえ，痛みは出ません《P》③．

⇒新しい情報を加えて OPQRST を更新し，特徴ある医学情報を抽出します．

— **OPQRST 3** —　下線は，さらに追加された情報です．

発症様式：O	①②
増悪・寛解因子：P	①②③肘の屈伸や肘を曲げた状態で重量物を持っても肩の前方に痛みは出ない．
症状の性質・程度：Q	①②③④⑤腕を横にあげるときに痛みと引っかかり感があります．
部位・放散の有無：R	①
随伴症状：S	①②③
症状の時間経過：T	①②
解釈	①
生活歴	①
既往歴	①

特徴ある情報3

特徴ある情報1 ＋ 特徴ある情報2　肩の外転で引っかかり感がある．肘の屈伸や重量物を持って肘を曲げても肩前方に痛みはない．

痛みは肩関節の屈曲と外転で増悪している．外転運動時の痛みや引っかかり感は，上腕骨と肩峰の間（棘上筋出口）で腱板や肩峰下滑液包などの炎症により棘上筋出口が狭小化して，腱板がうまく滑動できていない状態と考えられます．また肩の前方部の痛みは，その部位から上腕二頭筋長頭腱炎が考えられますが，肘関節の屈伸や，肘を曲げた状態で重量物を持つなど，上腕二頭筋長頭に負荷をかける動作によっても疼痛が生じていません．

次に，肩関節の関節可動域，腱板の滑動による疼痛の有無および腱板筋力を評価します．

➤M氏は，検証の裏づけとなる徒手検査を行います．

ステップ 5　身体所見・徒手検査

- 関節可動域の測定：肩関節屈曲，外転の可動域制限
- インピンジメントサイン陽性
- ペインフルアークサイン陽性
- 棘上筋テスト陽性
- リフトオフテスト正常
- ヤーガソン（Yergason）テスト正常
- スピード（Speed）テスト正常

⇒ここでType2プロセスにより，これまでの医療面接・徒手検査の結果を振り返ります．

――症例2 ステップ 1〜5 の振り返り――

● ステップ 1 医学情報の整理

①50歳男性．2か月前から肩関節の挙上が困難となり，挙上時に肩の前方に痛みが出る．最近は肩の運動により轢音を感じている．安静時痛はなく，上肢のしびれもない．

②夜間痛はない．肩の外転が最も痛い．野球経験があり，現在も月1回している．肩の外傷の既往はない．

③肩の外転でひっかかり感がある．肘の屈伸や重量物を持って肘を曲げても肩前

方の痛みはない．

●（ステップ 2） 診断仮説の設定と（ステップ 3） 順位づけ（①②③④⑤）

（ステップ 2） （ステップ 3）	○よくある～可能性が高い疾患・病態		○見逃してはいけない疾患・病態
	肩関節周囲炎	③	変形性関節症
	インピンジメント症候群	①	感染症
	腱板断裂	⑤	
	上腕二頭筋長頭腱炎	②	
	石灰沈着性腱板炎	④	

（ステップ 4） 診断仮説の検証

✓体温は高くないか？ →感染症の確認

✓肩の外傷の既往はあるか？ →変形性肩関節症の確認

✓上腕二頭筋への負荷で肩前方の痛みが増大するか？
→上腕二頭筋長頭腱炎の確認

✓夜間痛はあるか？ →肩関節周囲炎と石灰沈着性腱板炎の確認

✓肩関節外転時にひっかかり感があるか？ →腱板の滑動性の確認

（ステップ 5） 身体所見・徒手検査

陽　性	正常または陰性
・インピンジメントサイン ・ペインフルアークサイン	・棘上筋テスト ・リフトオフテスト ・ヤーガソンテスト ・スピードテスト

⇒振り返りにより判断エラーがないことを確認したので[ステップ 6]に進みます．

（ステップ 6） 鑑別疾患の分類と最終鑑別

筋腱の炎症や非感染性滑液包炎の場合は柔道整復術の適応となります．感染性（化膿性）滑液包炎の場合や腱板断裂で，保存療法により疼痛や運動障害が改善されない場合は医療機関へ紹介します．

この症例では，石灰沈着性腱板炎の特徴である夜間痛がないため除外しましたが，夜間痛を訴える場合や石灰沈着性腱板炎を否定できない場合は医療機関への紹介が必要です．また，石灰沈着性腱板炎は，肩関節周囲炎と症状が類似し，腱板損傷を合併していることもあるため，慎重な対応が不可欠です．

	柔道整復術の適応（医師との連携を含む）	**柔道整復術の不適応**
よくある疾患	インピンジメント症候群 上腕二頭筋長頭腱炎 肩関節周囲炎	
重症度の高い疾患	腱板断裂 変形性関節症 石灰沈着性腱板炎	感染症

➤M氏は，臨床推論の結果として，Aさんの痛みの原因は，インピンジメント症候群と最終鑑別しました．

参考文献

1）高岸憲二：図説新肩の臨床．MEDICALVIEW，2006：27.

症例3　最近，肘のあたりがしびれる

予診票より

Aさん：男性　55歳　工場勤務
［既往歴］［アレルギー歴］［服薬歴］特記事項なし
［家族歴］両親が高血圧症

［待合室から診察室に入って来るAさんの姿勢は，少し猫背気味で，顔を前方に突出した姿勢になっています．その他，歩容に問題はなさそうです．体温は診察前の測定で36.5度です．］

ステップ 1　情報収集による問題把握

⇒医療面接でOPQRSTを意識し，主訴を明確にします．

医療面接

M　氏：こんにちは．施術を担当しますMです．お名前はAさんでよろしいで

しょうか？

Aさん：はい.

M　氏：今日はどうされましたか？

Aさん：1か月前から《**T**》①右の肘のあたり《**R**》①がしびれるようになり《**Q**》①，気持ち悪い［**感情**］①ので来ました.

M　氏：工場に勤務されているとのことですが，お仕事の内容を教えていただけますか？

Aさん：金属製品の組み立てをしています.

M　氏：重たい物を扱いますか？

Aさん：そうですね．重たいものばかりではないですが，腕はよく使います.

M　氏：思い当たる原因は何かありますか？

Aさん：いいえ，特にありません《**O**》①.

[急性外傷ではないようです.]

M　氏：どの辺りがしびれますか？

Aさん：肘の外側がしびれます《**R**》②.

M　氏：どんな時にしびれますか？

Aさん：仕事をしている時は気になりませんが，じっとしている時はしびれを感じます《**P**》①.

M　氏：しびれはどんな感じですか.

— **OPQRST 1** —

発症様式：O	①思い当たる原因はない.
増悪・寛解因子：P	①仕事をしている時は気にならないが，じっとしている時はしびれが出る.
	②上を向いて作業を続けているとしびれが強くなり，首が痛くなる.
症状の性質・程度：Q	①しびれる.
部位・放散の有無：R	①肘のあたり
	②肘関節外側部のしびれ
随伴症状：S	①首や肩がこる.
	②首の動きが悪い気がする.
	③指先がしびれたり，指先が冷たい感じはない.
症状の時間経過：T	①1か月前から
感情	①しびれが気持ち悪い（不快）

Aさん：じんじんする感じです．

M　氏：その他に気になることはありますか？

Aさん：首や肩がこります《S》①．首の動きも少し悪くなった気がします《S》②．あと，高い位置の作業で上を向いて作業をするとしびれが強くなり，その時，首も痛いです《P》②．

M　氏：指先にしびれが走る，指先が冷たい感じはありますか？

Aさん：特にありません《S》③．

⇒医療面接で得られた情報から，OPQRST を明確にします：**OPQRST1**.

⇒ OPQRST から，患者さんの臨床問題を要約します．

臨床問題の要約

Aさん：男性　55 歳　工場勤務（組み立て作業員）

【主　訴】肘がしびれる

【現病歴】1 か月前から右肘の外側がしびれるようになってきた．上を向いて作業するとしびれが強くなり，首の痛みが出現する．

⇒臨床問題の要約から，特徴ある医学情報を抽出します．

特徴ある情報 1

55 歳　男性

1 か月前から右肘外側のしびれが出現．上を向いて作業するとしびれが強くなり，首の痛みが出現する．

⇒臨床問題の把握ができたら，［ステップ 2］に進みます．

ステップ　2　診断仮説の設定

⇒情報を基に，診断仮説をたてます．

明らかな外傷のエピソードがなく，1 か月前から徐々に右肘の外側がしびれるようになったということから，肘のしびれの原因は急性外傷ではなく，神経への何らかの刺激によって起こっていると考えられます．上肢のしびれの原因は，“じっとしていてもしびれている”ことから頚椎に起因する場合と肘関節に起因する場合が考えられます．また，上肢の絞扼性神経障害では，訴えているしびれの部位だけではなく，遠位の手指も含めた上肢全体を評価しなければなりません．“上を向いて作業するとしびれが強くなる”ことから，頚椎が関与している可能性が高いと考えます．

➤M氏は，診断仮説を作成しました．

診断仮説 1	○よくある疾患・病態	○見逃してはいけない疾患・病態
	頚椎症性神経根症 頚椎椎間板ヘルニア 上肢の絞扼性神経障害 変形性肘関節症	頚椎症性脊髄症 後縦靭帯骨化症

⇒次に作成した診断仮説について可能性の高さを考えて順位づけを行います．

(ステップ 3) 診断仮説の順位づけ

診断仮説 2	○可能性が高い疾患・病態
	①頚椎症性神経根症　②頚椎椎間板ヘルニア　③上肢の絞扼性神経障害　④変形性肘関節症

患者さんの訴えるしびれの部位，上を向いて作業するとしびれが強くなるということから，頚椎に起因する疾患と考え頚椎症性神経根症，頚椎椎間板ヘルニアを上位に入れます．手指のしびれがないことから絞扼性神経障害も否定できません．また，患者さんが肘関節の変形による痛みや違和感を，しびれと認識している可能性も否定できないため，変形性肘関節症を下位にいれました．

［患者さんの自覚症状としての痛みや疼痛部位は，他覚所見と異なることがあります．このことを念頭に置き，医療面接後に触診や神経学的検査を行います．］

⇒診断仮説がそろい，順位づけできたので，つぎは診断仮説の検証です．

(ステップ 4) 診断仮説の検証

➤M氏は，診断仮説の絞り込みをするために“重点的質問”をしていきます．

医療面接

M　氏：今まで首，肩，肘のケガをしたことはありませんか？

Aさん：特にありません［既往歴］①．

M　氏：肩，肘を動かせる範囲に制限はありませんか？

Aさん：肩も肘も十分に動かせます《S》④.

M　氏：肩や肘に力が入りにくいとかありますか？

Aさん：肘を曲げるときに少し力が出ない感じがあります《S》⑤.

⇒新しい情報を加えてOPQRSTを更新し，特徴ある医学情報を抽出します.

— **OPQRST 2** —　下線が追加された情報です.

発症様式：O	①
増悪・寛解因子：P	①②
症状の性質・程度：Q	①
部位・放散の有無：R	①②
随伴症状：S	①②③④肩，肘ともに可動域に問題はない． ⑤肘を曲げるときに少し力が出ない感じがある．
症状の時間経過：T	①
感情	①
既往歴	①これまで，首，肩，肘のケガをしたことはない.

特徴ある情報2

特徴ある情報1 ＋首，肩，肘の外傷の既往なし．肩，肘の可動域は正常．肘の屈曲で，力がはいらない感じがする.

解説・ヒント

肘のしびれを訴える場合，頚椎症（神経根症，脊髄症），上肢の末梢神経障害，変形性肘関節症等が考えられます．肘関節の動きには特に問題がないことから，変形性肘関節症の可能性は低いと考えます．また肘関節の腫脹や熱感がなく体温は平熱であることから感染の徴候はないと考えました.

➤M氏は，頚椎症性神経根症を念頭に置きながら，質問を絞ります.

M　氏：握る力が弱くなった感じはありますか？

Aさん：しびれている側の手の握力が落ちました《R》③.

M　氏：ボタンが掛けにくいとか細かい動作がやりにくいことがありますか？

Aさん：特にありません《S》⑥.

M　氏：スポーツは何かされていますか？

Aさん：月に一度の頻度でゴルフをやっています［生活歴］①.

M　氏：最近，歩きにくいと感じたことはありますか？

Aさん：いいえ，それはないです《S》⑦.

M　氏：足にしびれはありますか？

Aさん：それもないですよ《S》⑧.

⇒新しい情報を加えてOPQRSTを更新し，特徴ある医学情報を抽出します.

— **OPQRST 3** —　下線は，さらに追加された情報です.

発症様式：O	①
増悪・寛解因子：P	①②
症状の性質・程度：Q	①
部位・放散の有無：R	①②③しびれている側の手の握力が落ちた.
随伴症状：S	①②③④⑤⑥ボタン掛けなど細かい動作がやりにくいことなし. ⑦歩きにくいと感じたことはない. ⑧足にしびれはない.
症状の時間経過：T	①
感情/既往歴	①/①
生活歴	①月に一度ゴルフをやっている.

特徴ある情報3

特徴ある情報1 ＋ 特徴ある情報2 　患肢の握力が低下

手指の巧緻動作障害はない.

下肢の脱力やしびれはない.

解説・ヒント

頚椎症性神経根症では，多くの場合，症状は片側に出現します．頚部を後屈させて痛みやしびれが出現しないかを確認します．後縦靭帯骨化症の場合は，これらの検査手技により悪化することがあるため愛護的に行い，症状の変化に注意します.

頚椎症性脊髄症の場合は，ボタンを掛けにくいなどの両側の手指の動きや，下肢にも症状が出て，歩行がぎこちなくなることがあります．患者はゴルフをしており，歩きにくさを感じたことがなく，足のしびれもないことから，頚椎症性脊髄症の可能性は低いと考えますが，左右の深部腱反射の確認を行い，反射が亢進している場合は頚椎症性脊髄症を疑い病的反射の確認を行います.

上肢の絞扼性神経障害を確認するため，感覚障害の部位，チネルサイン

(Tinel sign)，手指の筋力を確認します．

➤M氏は，検証の裏づけとなる徒手検査を行います．

ステップ 5 身体所見・徒手検査

●ジャクソンテスト陽性	●徒手筋力検査で左右差あり(右が弱い)
●スパーリングテスト陽性	●握力測定で左右差あり（右が弱い）
●右上腕二頭筋反射減弱	

肘に力が入りにくいという訴えがある場合，肘関節の屈曲・伸展の筋力を評価します．C5 領域の筋力低下の場合，前腕回外位での肘関節屈曲で，回内しながら腕橈骨筋（C6）の代償動作で肘関節を屈曲させることがあるため注意が必要です．徒手筋力検査で減弱している筋や左右差を認めた場合は，感覚障害部位と併せて判断することで，頚椎の障害部位の推定に有用です．握力は一般的に左右差がありますが，定期的に測定しておくことで経過を評価できます．

⇒ここで Type 2 プロセスにより，これまでの医療面接・徒手検査の結果を振り返ります．

――症例3 ステップ 1~5 の振り返り――

●ステップ 1 医学情報の整理

① 55 歳男性．1 か月前から右肘外側にしびれが出現．上を向いて作業するとしびれが強くなり，首の痛みが出現する．

②首，肩，肘の外傷に既往なし．肩，肘の可動域は正常．肘の屈曲で力が入らない感じがする．

③患肢の握力が低下．手指の巧緻動作障害はない．下肢の脱力やしびれはない．

●ステップ 2 診断仮説の設定と ステップ 3 順位づけ（①②③④）

ステップ 2 ステップ 3	○よくある～可能性が高い疾患·病態		○見逃してはいけない疾患・病態
	頚椎症性神経根症	①	頚椎症性脊髄症
	頚椎椎間板ヘルニア	②	後縦靭帯骨化症
	上肢の絞扼性神経障害	③	
	変形性肘関節症	④	

（ステップ 4）診断仮説の検証

✓首の動きと肘のしびれが連動するか？

→頸椎症性神経根症，頸椎椎間板ヘルニアの確認

✓外傷の既往はあるか？　→変形性肘関節症の確認

✓下肢の感覚障害，筋力低下はみられるか？

→後縦靭帯骨化症，頸椎症性脊髄症の確認

（ステップ 5）身体所見・徒手検査

陽　性	正常または陰性
・ジャクソンテスト ・スパーリングテスト ・患側の上腕二頭筋反射（減弱） ・徒手筋力検査（患側の低下） ・握力測定（患側の低下）	・健側の深部腱反射

⇒振り返りにより判断エラーがないことを確認したので[ステップ 6]に進みます．

（ステップ 6）鑑別疾患の分類と最終鑑別

上肢の絞扼性神経障害では，特徴的な手指の変形，手部の筋萎縮が認められることが多く，神経に近接する組織の機械的刺激により末梢神経に影響を与えているため，医療機関での精査が必要です．

後縦靭帯骨化症に対しては，医療機関でのX線検査やMRI検査でなければ判明できないため，可能性が否定できない場合は医療機関へ紹介します．

頸椎症性神経根症は，一般的に一側の単一の神経根が障害されるため，症状は一側性です．障害神経根に対応する比較的限局した領域の感覚障害，筋力低下，深部腱反射の低下を認めます．

頸椎症性脊髄症では，体幹や下肢の感覚障害，筋力低下，膀胱直腸障害，深部腱反射亢進，病的反射（ホフマン反射やバビンスキー反射）を認めることがあります．これらの所見は神経根症では認められません．これらの症状を認めた場合は，脊髄症と神経根症との鑑別は可能ですが，脊髄症でこれらの症状が出現しない場合や，神経根症と脊髄症が合併していることもあるため注意が必要です．したがって，いずれの場合も医療機関への紹介が不可欠です．

	柔道整復術の適応（医師との連携を含む）	**柔道整復術の不適応**
よくある疾患	頚椎症性神経根症	上肢の絞扼性神経障害 頚椎椎間板ヘルニア 頚椎症性脊髄症
重症度の高い疾患		後縦靭帯骨化症

➤M氏は，臨床推論の結果として，Ａさんの痛みの原因は頚椎症性神経根症と最終鑑別しました．

参考文献

1）整形外科外来での病態把握のコツ．関節外科　Vol 17.1998.5 月増刊号，MEDICAL VIEW, 1998：72-81.

症例 4　腕がだるい

右腕のだるさでM接骨院に来院した初診の患者さん．

予診票より

Ａさん　女性　27 歳　事務職
［既往歴］［アレルギー歴］［服薬歴］［家族歴］特記事項なし

［Ａさんは待合室から診察室に入ってくる．歩容は正常ですが，容姿の特徴としてなで肩です．体温は診察前の測定で 35.8 度です．］

ステップ 1　情報収集による問題把握

⇒医療面接で OPQRST を意識し，主訴を明確にします．

医療面接

Ｍ　氏：こんにちは．施術を担当しますＭです．お名前はＡさんでよろしいでしょうか？

Ａさん：はい．

Ｍ　氏：今日はどうされましたか？

Aさん：1か月くらい前から《T》①，手をあげると腕がだるく《O》①なってきました．だんだん肩こりもきつくなり《Q》①，息苦しい時もあり《Q》②，気になって来ました．

M　氏：思い当たる原因は何かありますか？

Aさん：いいえ，ありません《O》②．

[急性外傷ではないようです．]

M　氏：痛みはありますか？

Aさん：背中の上の方や肩甲骨あたりが痛い時があります《R》①．

M　氏：どんな時に痛みますか？

Aさん：電車の吊革を持った時やドライヤーをかける時《O》③に首から肩にかけて痛みます《R》②．

[「しびれ」や「だるさ」をあわせて「痛み」と表現していることもあるため注意が必要です．]

M　氏：指先がしびれたり，冷たい感じはありますか？

Aさん：特にありません《S》①．

M　氏：左腕に症状が出ることはありますか？

Aさん：いいえ，右腕だけです《R》③．

M　氏：他に何か気になることはありますか？

Aさん：長時間パソコン作業をしていると腕がだるくなります《P》①．

M　氏：長時間とおっしゃいましたが，どのくらいの時間ですか？

— OPQRST 1 —

発症様式：O	①手をあげると腕がだるくなる．
	②思い当たる原因はない．
	③電車の吊革を持った時やドライヤーをかける時
増悪・寛解因子：P	①長時間のパソコン作業で腕がだるくなる．
症状の性質・程度：Q	①肩こりがきつい．
	②息苦しい時がある．
部位・放散の有無：R	①背中の上部，肩甲骨が痛い時がある．
	②首から肩にかけて痛む．
	③左腕に症状は出ない．
随伴症状：S	①手指のしびれや冷感はない．
症状の時間経過：T	①1か月くらい前から

Aさん：勤務時間中はほとんどといった感じなので 5〜6 時間くらいです.

⇒医療面接で得られた情報から，OPQRST を明確にします：**OPQRST1.**

⇒ OPQRST から，患者さんの臨床問題を要約します.

臨床問題の要約

Aさん　女性　27 歳　事務職

【主　訴】右腕のだるさ

【現病歴】1 か月くらい前から手をあげると腕がだるくなってきた. だんだん肩こりもきつくなり，息苦しい時もある. 思い当たる原因はない. 長時間のパソコン作業で腕がだるくなる. 電車の吊革を持った時やドライヤーをかける時に首から肩が痛い.

⇒臨床問題の要約から，特徴ある医学情報を抽出します.

特徴ある情報 1

27 歳　女性

1 か月前から肩関節外転により腕のだるさを感じ，首から肩に痛みがある. 肩こりがきつく，息苦しい時がある. 長時間のパソコン作業で腕がだるくなる.

⇒臨床問題の把握ができたら，［ステップ 2］に進みます.

ステップ 2　診断仮説の設定

⇒情報を基に，診断仮説をたてます.

手をあげて腕がだるくなる原因は，単に肩関節の筋力が低下して腕をあげるのがだるいのか，頚椎部での神経障害による筋力低下が起きているのかを判断する必要があります. 電車の吊革，ドライヤーをかける等，腕をあげる動作で痛みが出ることから，肩関節の外転動作により症状が出現しています.

➤M氏は，診断仮説を作成しました.

診断仮説 1	○よくある疾患・病態	○見逃してはいけない疾患・病態
	腱板損傷	サルコペニア
	肩峰下滑液包炎	頚椎椎間板ヘルニア
	頚椎症性神経根症	頚椎症性脊髄症
	胸郭出口症候群	

［サルコペニアは「加齢に伴って生じる骨格筋量と骨格筋力の低下」で，患者の年齢からは考えられませんが，念のためいれておきます.］

⇒次に診断仮説について可能性の高さから順位づけを行います.

ステップ 3　診断仮説の順位づけ

診断仮説 2	○可能性が高い疾患・病態 ①胸郭出口症候群　②頚椎症性神経根症　③頚椎椎間板ヘルニア ④頚椎症性脊髄症

肩関節の外転動作により上肢への血流や神経の伝達が阻害されることで腕のだるさが出現している可能性があると考え，胸郭出口症候群を上位に持っていきます.

頚椎症性神経根症や頚椎椎間板ヘルニアによる肩部の痛みや腕のだるさも否定できないため入れておきます.

症状は右のみにみられ，一般的に両側性の頚椎症性脊髄症の可能性は低いですが，完全に否定できないため下位に入れます.

肩こりや息苦しさは，不定愁訴と捉えます．長時間のパソコン作業により腕のだるさが出現することから，これらがみられにくい腱板損傷と肩峰下滑液包炎は除外します.

⇒診断仮説がそろい，順位づけできたので，つぎは［ステップ 4］診断仮説の検証です.

ステップ 4　診断仮説の検証

➤M氏は，診断仮説の絞り込みをするために“重点的質問”をしていきます.

医療面接

M　氏：上を向いた時に首や腕に痛みやしびれは出ませんか？

Aさん：しびれや痛みは出ません《**P**》②.

M　氏：首から肩にかけての痛みは，ビリッと走るような痛みですか？

Aさん：いいえ，痛みが走るというより《**R**》④，重だるさやキリキリ締められている感じの痛み《**Q**》③です.

M　氏：指先に力が入りにくいとかはありますか？

Aさん：大丈夫です《R》⑤.

M　氏：今までに肩や肘のケガをしたことはありませんか？

Aさん：特にありません［既往歴］①.

⇒新しい情報を加えてOPQRSTを更新し，特徴ある医学情報を抽出します.

— OPQRST 2 —　下線が追加された情報です.

発症様式：O	①②③
増悪・寛解因子：P	①②上を向いた時に首や腕に痛みやしびれは出ない.
症状の性質・程度：Q	①②③首から肩の重だるさやキリキリ締められている感じの痛み
部位・放散の有無：R	①②③④痛みが走ることはない. ⑤指先に力が入りにくいことはない.
随伴症状：S	①
症状の時間経過：T	①
既往歴	①これまで肩や肘のケガをしたことはない.

特徴ある情報 2

特徴ある情報 1 ＋ 頚部後屈により首や腕の痛みやしびれは出ない. 痛みは放散せず，重だるい感じである. 指の運動は正常.

解説・ヒント

頚部の動きに連動して痛みやしびれが出現する場合は，頚椎症性神経根症や頚椎椎間板ヘルニアが考えられ，痛みの放散が特徴ですが，今回はそのような所見はなかったためこれらは除外できると考えました. また，指先の力に問題がなく，予診を含めて歩きにくいなどの下肢の症状は出ていないことから頚椎症性脊髄症も除外できると考えます.

腕のだるさを訴える場合，上肢への血流や神経の伝達が阻害されている場合も考えられるため，神経学的な評価と血液循環に対する評価が必要です.

➤M氏は，胸郭出口症候群を念頭に置きながら，痛みの部位を確実にするため質問を絞ります.

M　氏：いちばん辛い姿勢，症状が強くなる姿勢はありますか.

Aさん：ドライヤーをかける時の腕をあげて手を後ろに捻った姿勢で，だるさ

と肩周りの痛みが強く出ます《**P**》③

M　氏：お仕事や生活の中で重いものを持ったり運んだりしますか？

[胸郭出口症候群は，重いものを持つ仕事をする人や，なで肩の女性に多いことが特徴です.]

Aさん：仕事で書類の整理や荷物の受け取りとかで重いものを運ぶことがあります **[生活歴]**①.

M　氏：その時にだるさや痛みが出ますか？

Aさん：持ち上げようとしただけで感じることがありますし，運ぶのは辛いです《**P**》④.

M　氏：スポーツは何かされていましたか？

Aさん：中学，高校と文科系のクラブでしたし，現在もしていません **[生活歴]**②.

⇒新しい情報を加えてOPQRSTを更新し，特徴ある医学情報を抽出します.

— OPQRST 3 —　下線は，さらに追加された情報です.

発症様式：O	①②③
増悪・寛解因子：P	①②③ドライヤーをかける時の腕をあげて手を後ろに捻った姿勢で，だるさと肩周りの痛みが強く出る. ④重いものを持ち上げようとしただけでだるさや痛みが出る.
症状の性質・程度：Q	①②③
部位・放散の有無：R	①②③④⑤
随伴症状：S	①
症状の時間経過：T	①
既往歴	①
生活歴	①仕事で重いものを運ぶ. ②スポーツ活動歴なし

特徴ある情報3

特徴ある情報1 ＋ 特徴ある情報2

重い物を持ち上げようとすると腕に痛みやだるさが出現する.
肩周囲の痛みが強い.

解説・ヒント

痛みやだるさは腕をあげて手を後ろに捻った姿勢，すなわち肩関節外転・外旋位の姿勢であり，これは胸郭出口症候群の検査法であるライト（Wright）テストを再現している肢位です．この肢位にすることにより神経や血管が絞扼や牽引され，肩周囲や上肢に痛みやだるさを引き起こしていると考えられます．また，重量物の運搬で上肢に強く牽引する力がかかることで症状が増悪すると考えられます．

➤M氏は，検証の裏づけとなる徒手検査を行います．

ステップ 5　身体所見・徒手検査

●ジャクソンテスト陰性	●アドソンテスト陰性
●スパーリングテスト陰性	●エデンテスト陽性
●上肢の深部腱反射正常	●ライトテスト陽性
●モーリーテスト陰性	● 3 分間挙上（ルース）テスト陽性

解説・ヒント

A さんの場合，医療面接から胸郭出口症候群と頚椎症性神経根症の可能性が高いと考えます．頚椎に起因する疾患を判断するため，上肢の深部腱反射は必ず評価します．

胸郭出口症候群のテストでは，斜角筋部での絞扼を確認するモーリー（Morley）テストと斜角筋が緊張する肢位での検査であるアドソン（Adson）テストは陰性でしたが，肋鎖間隙が狭小化するエデン（Eden）テストとライトテストが陽性でした．

⇒ここで Type2 プロセスにより，これまでの医療面接・徒手検査の結果を振り返ります．

——症例 4 ステップ 1~5 の振り返り——

●ステップ 1　医学情報の整理

① 27 歳女性．1 か月前から肩関節外転により腕のだるさを感じ，首から肩に痛みがある．肩こりがきつく，息苦しいときがある．長時間のパソコン作業で腕がだるくなる．

②頚部後屈により首や腕の痛みやしびれは出ない．痛みは放散せず，重だるい感じである．指の運動は正常．

③重い物を持ち上げようとすると腕に痛みやだるさが出現する．肩周囲の痛みが

強い．

●（ステップ 2） 診断仮説の設定と （ステップ 3） 順位づけ（①②③④）

（ステップ 2） （ステップ 3）	○よくある～可能性が高い疾患･病態		○見逃してはいけない疾患・病態	
	腱板損傷	—	サルコペニア	—
	肩峰下滑液包炎	—	頚椎椎間板ヘルニア	③
	頚椎症性神経根症	②	頚椎症性脊髄症	④
	胸郭出口症候群	①		

（ステップ 4） 診断仮説の検証

✓痛みやしびれは首の動きと連動するか？
→頚椎症性神経根症，頚椎椎間板ヘルニアの確認

✓痛みは指先に放散するか？　→頚椎症性神経根症，頚椎椎間板ヘルニアの確認

✓指先に力が入りにくいことはあるか？　→頚椎症性脊髄症の確認

（ステップ 5） 身体所見・徒手検査

陽　性	正常または陰性
・エデンテスト ・ライトテスト ・3分間挙上（ルース）テスト	・ジャクソンテスト ・スパーリングテスト ・上肢の深部腱反射 ・モーリーテスト ・アドソンテスト

⇒振り返りにより判断エラーがないことを確認したので[ステップ6]に進みます．

（ステップ 6） 鑑別疾患の分類と最終鑑別

胸郭出口症候群のテストでは，斜角筋部での絞扼を確認するモーリーテストと斜角筋が緊張する肢位での検査であるアドソンテストは陰性でしたが，肋鎖間隙が狭小化するエデンテストとライトテストが陽性でした．重いものを持ち上げたり運ぶことで上肢が牽引され，肋鎖間隙が狭小化すると考えられます．

胸郭出口症候群は，絞扼や牽引を受ける原因により，大きく神経性と血管性に分けられ，それぞれ症状は神経の絞扼によるものと血行不良によるものがみられます．障害される原因としては，頚肋や斜角筋の緊張，肋鎖間隙の狭小化等があ

り，その素因として，なで肩等の体型や不良姿勢，重いものの持ち運びなどがあります．今回の症例では，斜角筋部での絞扼を確認するモーリーテストと斜角筋が緊張する肢位での検査であるアドソンテストは陰性で斜角筋部に問題がなく，肋鎖間隙が狭小化するエデンテストとライトテストが陽性であり，また，重いものを持ち上げたり運ぶことで上肢が牽引されたことにより肋鎖間隙が狭小化されたと考えます．また，胸郭出口症候群では，自律神経症状を伴うことも注意が必要で，臨床症状としては不定愁訴が加わるため，単純に神経や血流障害のみが出現するのではなく，多彩な症状が出現することを念頭に置かなければなりません．

	柔道整復術の適応（医師との連携を含む）	**柔道整復術の不適応**
よくある疾患	胸郭出口症候群 頚椎症性神経根症 腱板損傷 肩峰下滑液包炎	頚椎椎間板ヘルニア 頚椎症性脊髄症
重症度の高い疾患	サルコペニア	

➤M氏は，臨床推論の結果として，Ａさんの腕のだるさや痛みの原因は，胸郭出口症候群と最終鑑別しました．

参考文献

1）整形外科外来での病態把握のコツ．関節外科，Vol 17．1998．5 月増刊号．MEDICAL VIEW, 1998：8-15.

2 肘の痛み

症例 1　パソコンのキータッチが辛い…

右肘の痛みでM接骨院に来院した初診の患者さん.

予診票より

Aさん：女性　40歳　事務職　2児の母
[既往歴] [アレルギー歴] [服薬歴] [家族歴]　特記事項なし

[Aさんは待合室で特に指や手を動かす動作はしていません. 歩行や姿勢には問題なさそうですが, 待合室から診察室に入る際, 肘から手関節にかけて力が抜けていて, あまり使いたくなさそうな様子です.]

[後に問診により家族歴として母親の関節リウマチの罹患がわかります.]

ステップ 1　情報収集による問題把握

⇒医療面接では OPQRST を意識して, 主訴を明確にします.

医療面接

M　氏：こんにちは. 施術を担当しますMです. Aさんですね. よろしくお願いします.

Aさん：はい.

M　氏：今日は肘の痛みでいらっしゃったのですね. 詳しいお話を聞かせて下さい.

Aさん：ええ, 1か月前から右肘が痛くなり, だんだん酷くなって《**T**》① きました. 知り合いにリウマチかもしれないと言われたもので心配になっています **[感情]**①.

M　氏：なるほど. それは心配になりますね. どのようなときに痛みますか?

Aさん：事務仕事をしていて，パソコンを使うのですが，パソコンのキータッチ《O》① をしているとだんだん痛くなってきて，仕事が終わる時間には痛くてどうしようもありません《Q》①．最近はパソコンだけでなくて，家事で包丁を握る《O》② のも痛くなっています．

［痛みを訴えている患者さんの場合，実際の症状すべてを含めて「痛み」と表現している場合があります．］

M　氏：パソコン作業や物を握ると痛くなるのですね．その他に痛みが出ることはありますか？　日常生活に影響は出ていますか？

［筋，腱や関節の痛みなのか，神経障害や血行障害によるしびれや自律神経症状を痛みとして表現しているのかを確認し，適切な医療用語 SQ に変換していきます．］

Aさん：そういえば，洗濯物を干すときやペットボトルの蓋を開ける《O》③ ときに痛みが出ます．子どもが幼稚園に通い始めて洗濯物が増えたり手を使うことが増えたので，そのせいかなとも思っています **［解釈］**①．痛みのせいでイライラして主人や子どもにあたったり，気分が落ちて…，家族にも迷惑をかけているかもしれません **［影響］**①．

M　氏：わかりました．生活にも影響が出ていそうですね．その痛みはどんな感じですか？

Aさん：チクッとすると言うか，少し鋭い痛みがあってその後もしばらく強めの痛みが残ります《Q》②．

M　氏：鋭い痛みなんですね．その痛みが手の方にビリッと広がったりしますか？《R》①

Aさん：いいえ．

M　氏：手が冷たくなったり，しびれたような感じはありますか？

Aさん：いいえ《S》①．

［神経障害や血行障害などによる痛みではないようです．］

M　氏：では，右肘のどのあたりが痛いか指で指してもらってもよろしいですか？

［具体的に質問していきます．「肘が痛い」のように大まかに訴えてくる場合が多いため，指で示してもらうと明確になります．患者さんの言う「肘」が具体的にどこなのか，部位を確かめ，適切な SQ に変換していきます．］

Aさん：はい．一番痛いのはここです(図 1)《R》②.

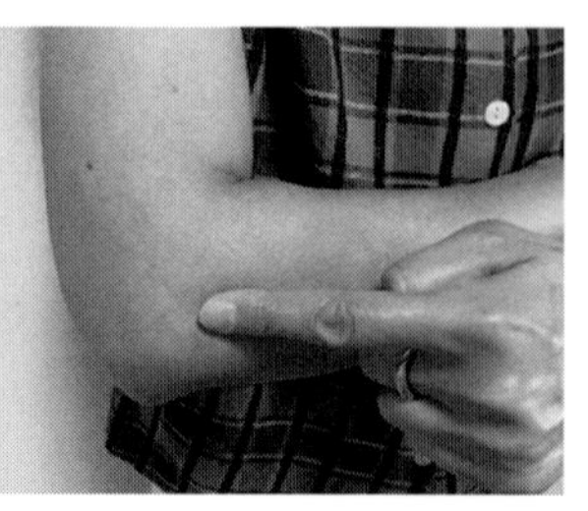

図 1

M　氏：肘の外側が痛いのですね．他に痛みが出るところはありますか？

Aさん：ここも痛いです《R》③.

M　氏：一番痛いところの少し後ろ側ですね？

Aさん：はい．そうです．少し痛みます．

M　氏：他に痛みが出るところはありませんか？

Aさん：ありません《S》②.

⇒医療面接で得られた情報から，OPQRST を明確にします．

— OPQRST 1 —

発症様式：O	①パソコンのキータッチ ②家事で包丁を握る． ③洗濯物を干す／ペットボトルの蓋を開ける．
増悪・寛解因子：P	—
症状の性質・程度：Q	①仕事が終わる時間には痛くてどうしようもない． ②少し鋭い痛みがあってその後もしばらく強めの痛みが残る．
部位・放散の有無：R	①痛みが手の方にビリッと広がったりしない． ②肘の外側が最も痛く，③その後方も痛い．
随伴症状：S	①手が冷たくなったり，しびれたような感じはない． ②肘の外側とその後方以外に痛みはない．
症状の時間経過：T	①１か月ほど前から右肘が痛くなって，だんだん酷くなってきている．
感情	①知り合いにリウマチかもしれないと言われ心配．
解釈	①痛みは洗濯物が増えたり手を使うことが増えたせい．
影響	①痛みで主人や子どもにあたったり，家族に迷惑をかけている．

臨床問題の要約

Aさん：女性　40 歳　事務職　2 児の母

【主　訴】 右肘の痛み

【現病歴】 1 か月前から右肘の外側から後面にかけての痛みがあり，パソコンのキータッチや家事で包丁を握るとき，洗濯物を干すときやペットボトルの蓋を開けるときに痛くなる．他に痛みが出ているところはない．

⇒ OPQRST から，患者さんの臨床問題を要約します：**臨床問題の要約**.

⇒臨床問題の要約から，特徴ある医学情報を抽出します.

特徴ある情報 1

40 歳　女性

1 か月前に右肘外側から後面にかけての痛みを発症．痛みはパソコンのキータッチや包丁を握るとき，洗濯物を干すときやペットボトルの蓋を開けるときに出現.

⇒臨床問題の把握ができたら，[ステップ 2]に進みます.

ステップ 2　診断仮説の設定

⇒情報を基に，診断仮説をたてます.

主訴である右肘の痛みは 1 か月前から徐々に出現しているので，急性外傷ではなく，繰り返しの動作による痛みととらえられます．また，パソコンのキータッチや包丁を握るなどの動作，洗濯物を干すときやペットボトルの蓋を開けるときに症状が出ていることから，仕事や家事で上肢を使っていることに関連がありそうです.

痛みは両側性ではないため，脊髄疾患や多発性神経障害，急性動脈閉塞症などの可能性は低くなります.

➤M 氏は，診断仮説を作成しました.

診断仮説 1	○よくある疾患・病態	○見逃してはいけない疾患・病態
	上腕骨外側上顆炎	痛風
	頚椎症性神経根症	関節リウマチ
	肘関節後方の滑液包炎	変形性関節症
	胸郭出口症候群	

⇒次に，作成した診断仮説について可能性の高さを考えて順位づけを行います.

ステップ 3　診断仮説の順位づけ

診断仮説 2	○可能性が高い疾患・病態
	①上腕骨外側上顆炎　②肘関節後方の滑液包炎　③頚椎症性神経根症　④胸郭出口症候群

患者さんの訴える痛みの部位と痛みが出る状況から，上腕骨外側上顆炎と肘関節後方の滑液包炎を上位に持っていきます．また，神経由来の痛みの可能性を考えると，頚椎症性神経根症や胸郭出口症候群も現時点では除外不能のため下位に入れます．

⇒診断仮説がそろい，順位づけできたので，つぎは診断仮説の検証です．

ステップ 4　診断仮説の検証

➤M 氏は診断仮説の絞り込みをするために“重点的質問”をしていきます．

医療面接

M　氏：顔を上に向けたり，首の動きと肘の痛みは連動してませんか？《P》①

[頚椎症性神経根症を確認します.]

A さん：とくにありません.

M　氏：では，手を上にあげるだけで痛みが悪化することはありませんか？《P》②

[胸郭出口症候群を確認します.]

A さん：いいえ．それはありませんが，バスタオルなど大きいものを干すときに痛みが出ます《O》③.

M　氏：朝起きたときに，指がこわばって動きにくいようなことはありますか？　家族にリウマチの方はいますか？

[関節リウマチ，痛風を確認します.]

A さん：実は母が関節リウマチで，私もリウマチだったらどうしようと…．リウマチでなければいいのですが **[期待]**①．とくに指のこわばりもありません《S》③.

M　氏：家族にリウマチの方がいるのですね．急に腫れたりしたことはありますか？

A さん：とくにありません《Q》③.

M　氏：これまでに肘のケガをしたことはありますか？《T》② **[既往歴]**①

[外傷の既往による変形性関節症を確認します.]

A さん：いいえ，ありません.

M 氏：肘の曲げ伸ばしをしてみてください.

Aさん：はい.（曲げ伸ばしをする.）

M 氏：曲げ伸ばしの際に違和感や痛みはありますか？

Aさん：いいえ，特にありません《S》③.

⇒新しい情報を加えてOPQRSTを更新し，特徴ある医学情報を抽出します.

— **OPQRST 2** — 下線が追加された情報です.

発症様式：O	①②③洗濯物を干す（バスタオルなど大きいものを干す）／ペットボトルの蓋を開ける.
増悪・寛解因子：P	①首の動きと肘の痛みは連動しない. ②手を上にあげても痛みは悪化しない.
症状の性質・程度：Q	①②③急に腫れたことはない.
部位・放散の有無：R	①②③
随伴症状：S	①②③朝起きたときに，指がこわばって動きにくいことはない.／肘の曲げ伸ばしの際に違和感や痛みはない.
症状の時間経過：T	①②肘のケガをしたことはない（既往歴①）.
感情/解釈/影響	①/①/①
期待	①母が関節リウマチなので，リウマチでなければいいが.

特徴ある情報2

特徴ある情報1 ＋ 頚部や肩関節の運動に連動する肘の痛みはなし

解説・ヒント

頚部の動きにより痛みに変化がある場合は，頚椎症であれば頚部を後屈させると神経根が圧迫されるため（ジャクソンテスト，スパーリングテストの再現），上肢にしびれや疼痛が出現し，頚椎症性神経根症の可能性が考えられます．頚椎症性神経根症はしびれを訴える場合が多いですが，患者さんは痛みと表現をする場合があるので注意が必要です．また，洗濯物を干したり，高いところのものを取ったりするような，肩関節の外転・外旋の動きをしたときに痛みが出る場合は，胸郭出口症候群の可能性も考えられます．このどちらにも当てはまらなかったため，この段階で頚椎症性神経根症と胸郭出口症候群の可能性は低くなったと考えます．しかし，医療面接の中で患者の回答が曖昧であった場合は，徒手検査が必要となります．

肘関節に関する外傷の既往もなく，動きも健側と比べて問題がない，また患者からも肘が引っかかるような感じがないことから変形性関節症の可能性も低いと考えます．

関節リウマチを罹患している場合，とくに朝のこわばりがあるか否かを確認することが重要であり，少しでもこわばりと疑えるような所見があった場合には注意が必要です．また，複数関節に継続する腫脹があるのも特徴です．肘関節が初発部位になることは少ないですが，リウマチ性滑膜増殖がおこることがあり，それに伴い関節破壊が生じます．関節破壊が生じると，症状として肘関節の腫脹や関節可動域制限，また側方動揺性がみられます．リウマチの診断基準を念頭におき，リウマチの可能性があれば医師へ紹介する必要があります．

痛風の場合は母趾 MP 関節に発症することが主ですが，肘関節や膝関節，また手関節など，複数同時に生じる場合もあります．症状として発赤，腫脹，熱感，激痛があり，発熱や食欲不振を伴うこともあります．

つぎに筋腱付着部の炎症と肘関節後方の滑液包炎について考えてみましょう．

肘周辺，特に外側や後面における筋腱付着部の炎症は，前腕伸筋群や，後方滑液包炎の鑑別が必要です．

➤M氏は，前腕伸筋群と滑液包炎を念頭に置きながら，痛みの部位を確実にするために質問を絞ります．

M　氏：仕事中，机に繰り返し肘をつくような姿勢や動作はありませんか？**[生活歴]**①

[滑液包炎の発生機序の有無を確認する.]

Aさん：とくにしていません.

M　氏：手首を上にあげる時と下にさげる時で痛みの違いはありますか？《**P**》③

[前腕の伸筋を使ったときに痛みが出るのか，屈筋を使ったときに痛みが出るのかを確認する.]

Aさん：はい．手首を上にあげるほうが痛みはあります.

➤M氏はさらに“重点的質問”を重ねます．

M　氏：スーパーの買い物袋を持つとき，手首を上にあげるような持ち方はできますか？《**P**》④

Aさん：いいえ．最近は痛くてできません.

M　氏：タオルや雑巾を絞る動作はできますか？《**P**》⑤

Ａさん：いいえ．それも痛みがあるのでできません．

Ｍ　氏：洗濯物を干すとき，手首を上にあげるような動作は痛いですか？《Ｐ》⑥

Ａさん：はい．痛いです．

⇒新しい情報を加えて OPQRST を更新し，特徴ある医学情報を抽出します．

— **OPQRST 3** —　下線は，さらに追加された情報です．

発症様式：O	①②③④
増悪・寛解因子：P	①②③手首を上にあげる（手関節を背屈する）． ④スーパーの買い物袋を持つとき，手首を上にあげる． ⑤タオルや雑巾を絞る． ⑥洗濯物を干すとき，手首を上にあげる．
症状の性質・程度：Q	①②③
部位・放散の有無：R	①②③
随伴症状：S	①②③
症状の時間経過：T	①②
感情/解釈/影響/期待	①/①/①/①
生活歴	①仕事中，机に繰り返し肘をつくような姿勢や動作はない．

特徴ある情報 3

特徴ある情報１
特徴ある情報２ ＋ 自動運動による手関節背屈で痛みが増大

痛みは，買い物袋を持つ，タオルや雑巾を絞る，ペットボトルのキャップを開ける，洗濯物を干すなどの動作で出現しています．これらすべての動作に共通する点は，手関節の背屈時に出ていることです．手関節背屈作用の主動作筋は前腕伸筋群中の長橈側手根伸筋や短橈側手根伸筋であり，この筋にストレスがかかった場合，付着部である上腕骨外側上顆に痛みが出る可能性が高いです．また，机に繰り返し肘をつくような姿勢や動作がないことから，滑液包炎の可能性は低くなったと考えます．

「スーパーの買い物袋を，手首を上にあげるような持ち方をして持つとき痛みがでる」のは，上腕骨外側上顆炎のテストであるチェアーテストの再現であると考えられます．

➤M氏は，検証の裏づけとなる徒手検査を行います．

ステップ 5　身体所見・徒手検査

- 上腕二頭筋反射，上腕三頭筋反射，腕橈骨筋反射は左右ともに正常
- トムゼン（Thomsen）テスト陽性
- 中指伸展（middle finger extension）テスト陽性
- グリップ（grip）テスト陽性

《頚椎症性神経根症と胸郭出口症候群の確認が曖昧であった場合》

- ジャクソンテスト
- スパーリングテスト
- アドソンテスト
- ライトテスト
- ルース（Roos）テスト
- エデンテスト

深部腱反射は，四肢の痛みやしびれを訴えている患者さんでは，神経障害の有無を確認するために必ず行いましょう．腱反射が亢進していた場合，中枢性神経障害を疑います．また減弱・消失していた場合は神経根障害や神経叢障害を疑う必要があります．

Aさんの痛みは，医療面接からも，とくに頚部の動きによる上肢の痛みやしびれがなかったため，神経根障害や神経叢障害でないと判断しましたが，さらに腱反射が正常であったことからも神経根障害や神経叢障害は除外していいと判断します．トムゼン（Thomsen）テスト，中指伸展（middle finger extension）テストが陽性であったことから，前腕伸筋群，とくに短橈側手根伸筋にストレスをかけたときに上腕骨外側上顆に痛みが出ていると判断できます．

⇒ここでType 2プロセスにより，これまでの医療面接・徒手検査の結果を振り返ります．

――症例1　ステップ 1~5　の振り返り――

●ステップ 1　医学情報の整理

①40歳女性．1か月前に右肘外側から後面にかけての痛みを発症．痛みはパソコンのキータッチや包丁を握るとき，洗濯物を干すときやペットボトルの蓋を開けるときに出現．

②頚部や肩関節の運動に連動する肘の痛みはなし．

③自動運動による手関節背屈で痛みが増大．

●ステップ 2　診断仮説の設定と　ステップ 3　順位づけ（①②③④）

	◯よくある〜可能性が高い疾患・病態		◯見逃してはいけない疾患・病態
ステップ 2			
ステップ 3	上腕骨外側上顆炎	①	痛風
	頚椎症性神経根症	③	関節リウマチ
	肘関節後方の滑液包炎	②	変形性関節症
	胸郭出口症候群	④	

ステップ 4 診断仮説の検証

✓首の動きと肘の痛みが連動するか？ → 頚椎症性神経根症の確認
✓手を上にあげて痛みが悪化するか？ → 胸郭出口症候群の確認
✓朝の指のこわばりや急な腫れがあるか？ → 関節リウマチ，痛風の確認
✓外傷の既往はあるか？ → 変形性関節症の確認
✓繰り返し肘をつくような姿勢や動作があるか？ → 滑液包炎の確認
✓手首を上にあげる動作で痛みがあるか？ → 上腕骨外側上顆炎の確認

ステップ 5 身体所見・徒手検査

陽　性	正常または陰性
・トムゼンテスト ・中指伸展テスト ・グリップテスト	・上腕二頭筋反射 ・上腕三頭筋反射 ・腕橈骨筋反射

⇒振り返りにより判断エラーがないことを確認したので[ステップ 6]に進みます．

ステップ 6 鑑別疾患の分類と最終鑑別

筋腱の炎症や非感染性滑液包炎の場合は柔道整復術の適応となりますが，感染性（化膿性）滑液包炎の場合は医師へ紹介する必要があります．

頚椎症性神経根症や胸郭出口症候群のように上肢に神経症状が出ている場合は，病態を明確にするため医師へ紹介し治療方針を決め，柔道整復術が適応される場合は医師と連携をとり施術をしていきます．

変形性関節症が疑われる場合も関節の状態を明確にするため医師への紹介が必要です．そのうえで，柔道整復術が適応される場合は医師と治癒目標を共有し，連携をとりながら施術をしていきます．

痛風や関節リウマチは柔道整復術の不適応であるため，疑わしい症状があれば

医師へ紹介します.

	柔道整復術の適応（医師との連携を含む）	柔道整復術の不適応
よくある疾患	上腕骨外側上顆炎 肘関節後方の滑液包炎（非感染性） 頚椎症性神経根症 胸郭出口症候群 変形性関節症	痛風
重症度の高い疾患	肘関節後方の滑液包炎（感染性） 頚椎症性神経根症 胸郭出口症候群 変形性関節症	関節リウマチ

➤M氏は，臨床推論の結果として，Ａさんの痛みの原因は，上腕骨外側上顆炎と最終鑑別しました.

参考文献

1）守屋秀繁，糸満盛憲：整形外科診療実践ガイド．文光堂，2006：592-593.
2）国分正一，岩谷力：今日の整形外科治療指針．第６版，医学書院，2014：434.

症例２　　痛みで本気の投球ができない

右肘の痛みでM接骨院に来院した初診の患者さん．少年野球に所属していてポジションはピッチャーである.

予診票より

Ａさん：男性　10歳　小学生
[既往歴][アレルギー歴][服薬歴][家族歴]　特記事項なし

ステップ　1　情報収集による問題把握

⇒医療面接でOPQRSTを意識し，主訴を明確にします.

医療面接

Ｍ　氏：こんにちは．施術を担当しますMです．お名前はＡさんでよろしいでしょうか？

Aさん：はい．

M　氏：今日はどうなさいましたか？

Aさん：はい．ボールを投げると肘が痛いんです《O》①．

M　氏：少年野球をやっているみたいですが，ポジションと，いつもどれくらい練習しているか，痛みが出始めて今日に至るまでの経緯を詳しく教えてください．

[子どもからなるべく多くの情報を聞き出すには，開放型質問（オープンクエスチョン）で自由に話をさせる．また，親が一緒に来院するため，親に詳しい話を聞いてもよい．]

Aさんの親：はい．ポジションはピッチャーです．練習は週に 2 回の土日です．あとは，学校の終わりに友達とキャッチボールをしたりしています．最近は大会が近いので多めに投げていますので，そのせいかなとは思っています **[解釈]**①．ちょうど 1 週間前あたりから，投げるときや投げた後に肘が痛くなってきたそうなんです《T》①．昨日からは，物を握ったりするのでも痛みがでるようなんです《P》①．1 か月後に大切な大会があるので，それまでに治ってくれるといいのですが **[感情]**①．

M　氏：痛みというのは，指先までビリビリくるような痛みですか？

[症状の性質を確認するため，医療面接では具体的に質問していきます．]

Aさん：いえ，違います．肘の部分だけです《R》①．

M　氏：手が冷たくなったり，しびれたような感じはありますか？

Aさん：いいえ《S》①．

M　氏：わかりました．肘が痛いと感じる場所を指 1 本で指してもらえますか？

Aさん：このあたり《R》② です（**図 1**）．

M　氏：他に痛みが出るところはありませんか？

Aさん：ありません《S》②．

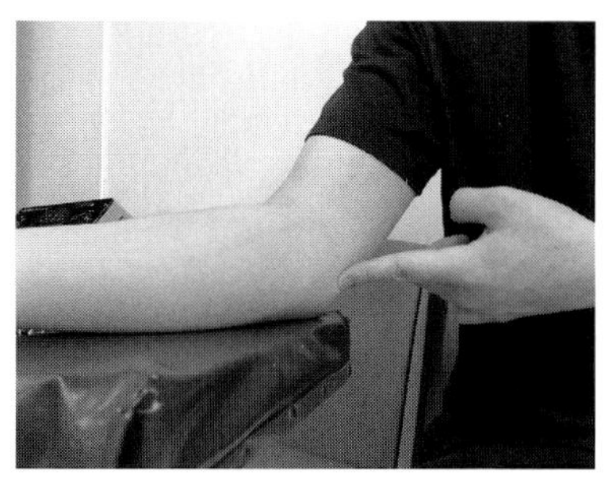

図 1

M　氏：他にご心配なことはありますか？

Aさんの親：知り合いの子で骨折をして投げられなくなった子がいるものですから，この子もそうなのではないかと心配しています **[感情]**②.

M　氏：わかりました．そのあたりもしっかり検査しますね．

⇒医療面接で得られた情報から，OPQRST を明確にします．

— OPQRST 1 —

発症様式：O	①ボールを投げるとき，投げた後
増悪・寛解因子：P	①物を握る
症状の性質・程度：Q	—
部位・放散の有無：R	①肘から指にかけてビリビリする痛みはない ②肘の内側が最も痛い
随伴症状：S	①手が冷たくなったり，しびれたような感じはない． ②肘の内側以外に痛みはない．
症状の時間経過：T	①１週間ほど前から痛くなってきて，昨日から酷くなってきている．
解釈	①大会が近いので多めに投げているせい．
感情	①１か月後の大会までに治ってくれるといい． ②知り合いの子に骨折して投げられなくなった子がいて，心配．

⇒ OPQRST から，患者さんの臨床問題を要約します．

臨床問題の要約

Aさん：男性　10 歳　小学生　少年野球のピッチャー

【主　訴】 右肘の痛み

【現病歴】 1 週間前から右肘内側の痛みがあり，ボールを投げるときや投げた後に痛みが出る．昨日より，物を握ったときにも痛みが出るようになってきた．他に痛みが出ているところはない．

⇒臨床問題の要約から，特徴ある医学情報を抽出します．

特徴ある情報 1

10 歳　男性

1 週間前に右肘内側の痛みを発症．

痛みはボールを投げるときや投げた後，物を握る際に出現．

⇒臨床問題の把握ができたら，［ステップ 2］に進みます．

ステップ 2　診断仮説の設定

⇒情報を基に，診断仮説をたてます．

主訴の右肘の痛みは 1 週間前から痛みが出ていますが，昨日悪化していることを考えると急性外傷である可能性があります．特に，野球の大会が近く練習量が増えていることから，投球動作が関わっていること，また物を握ることで痛みが出ていることから前腕を使っていることに関連がありそうです．痛みは両側性ではないため，脊髄疾患や多発性神経障害などの可能性は低くなります．

➤M氏は，診断仮説を作成しました．

診断仮説 1	○よくある疾患・病態	○見逃してはいけない疾患・病態
	上腕骨内側上顆炎 上腕骨離断性骨軟骨炎 上腕骨内側上顆の裂離骨折 内側側副靱帯損傷 肘部管症候群 外反肘 尺骨神経麻痺	化膿性関節炎

⇒次に作成した診断仮説について可能性の高さを考えて順位づけを行います．

ステップ 3　診断仮説の順位づけ

診断仮説 2	○可能性が高い疾患・病態
	①上腕骨内側上顆炎　②上腕骨内側上顆の裂離骨折　③上腕骨離断性骨軟骨炎　④外反肘　⑤尺骨神経麻痺

患者さんの訴える痛みの部位から，上腕骨内側上顆炎，上腕骨内側上顆裂離骨折を上位に持ってきます．また投球という痛みの出る状況から上腕骨離断性骨軟骨炎の確認は必要です．過去の外傷の既往がある場合，外反肘によって肘内側に痛みが出ている場合があります．また，手指のしびれはなさそうですが神経由来の痛みの可能性も考えられるため，尺骨神経麻痺の可能性はまだ否定できず，下位にもってきます．

⇒診断仮説がそろい，順位づけできたので，つぎは診断仮説の検証です．

ステップ 4　診断仮説の検証

➤M氏は，診断仮説の絞り込みをするために“重点的質問”をしていきます．

医療面接

M　氏：肘の曲げ伸ばしをしてみてください．

Aさん：はい．（曲げ伸ばしをする）．

M　氏：曲げ伸ばしの際に違和感や痛みはありますか？

Aさん：伸ばした時に少し痛みがあります《**S**》③．

M　氏：左肘と同時に行って同じように曲げ伸ばしできますか？

Aさん：はい，できます．《**P**》②．

［上腕骨離断性骨軟骨炎を確認します．］

M　氏：肘の動きと連動して小指と薬指のしびれはありませんか？

［尺骨神経麻痺を確認します．］

Aさん：とくにありません《**P**》③．

M　氏：これまでに肘のケガをしたことはありますか？

［外傷の既往による外反肘を確認します．］

Aさん：いいえ，ありません［**既往歴**］①．

M　氏：急に腫れたり，熱を出したりしませんでしたか？

Aさんの親：腫れはありませんでした《**Q**》①．そういえば，かぜで熱は出し

— OPQRST 2 —　下線が追加された情報です．

発症様式：O	①
増悪・寛解因子：P	①②健側と同様に肘の屈伸ができる． ③肘の動きと連動した小指と薬指のしびれはない．
症状の性質・程度：Q	①急に腫れてはいない．
部位・放散の有無：R	①②
随伴症状：S	①②③肘の伸展で少し痛みがある．
症状の時間経過：T	①②カゼで熱を出したが，現在は下がっている．
解釈/感情	①/①②
既往歴	①肘のケガをしたことがない．

ていました．今は内科を受診して熱が下がっています《T》②．

[化膿性関節炎を確認します．]

⇒新しい情報を加えてOPQRSTを更新（**OPQRST2**）し，特徴ある医学情報を抽出します．

特徴ある情報2

特徴ある情報1 ＋ 肘の屈伸運動は問題なく，関節可動域も正常．

解説・ヒント

投球動作では，肘関節に外反力が加わるため内側には牽引力が働き，外側には圧迫力が加わります．よって肘の屈伸動作で痛みがあり，健側との可動域で差がある場合は，上腕骨内側上顆の裂離骨折や上腕骨離断性骨軟骨炎を考える必要があります．上腕骨離断性骨軟骨炎は，早期には軽微の投球痛があり，骨軟骨片の不安定性が強くなると投球が困難になってきます．最終的に骨片が遊離してしまうと肘関節のロッキングが生じたり，可動域制限が出てきたりします[1]．特に他覚所見として，上腕骨小頭の圧痛を確認します．完全に治癒するためには早期発見，早期治療以外にありません．治療が遅れた場合，青年になって野球を断念せざるを得なくなることが多いため，主訴は内側ですが，必ず上腕骨離断性骨軟骨炎を確認します．医療面接で気になる兆候がある場合には徒手検査をします．

前述の通り，投球動作は外反力が働くため尺骨神経麻痺も確認しておきます．患者は神経性の疼痛を訴えることもあるため，必ず尺骨神経支配の運動と感覚を確認します[1]．ここでは小指と環指の感覚に問題はありませんでしたので尺骨神経麻痺は除外されます．また，橈骨頚部骨折や上腕骨小頭骨折の既往があると外傷後に外反肘を生じる場合があるため注意する必要があります[1]．ここでは外傷の既往はありませんでしたので外反肘は除外されます．

化膿性関節炎は，感染巣からの血行感染と開放性骨折などでの感染があり，小児でも発生するため注意が必要です．全身倦怠感や悪寒，発熱などの全身症状や局所症状をチェックします[1]．この場合，外傷の既往がなく急激に症状が発生するのが特徴です．今まで特に問題なく過ごしていた患者が急激に痛みを訴えて患部が発赤しているような場合には注意します．今回の患者は，医師によりカゼの診断がでており熱も下がっているようですので除外します．

次に上腕骨内側上顆炎と上腕骨内側上顆の裂離骨折について考えましょう．

小児で投球動作が原因で肘関節の内側に疼痛がある場合は，腱の炎症なのか，あるいは骨が裂離しているのか鑑別が必要です．

➤M氏は，上腕骨内側上顆炎と上腕骨内側上顆の裂離骨折を念頭に置きながら，痛みの部位を確実にするため質問を絞ります．

M　氏：今までも投球動作で肘の内側の痛みが気になるようなことはありましたか？

Aさん：とくにありません **[既往歴]**②．

[上腕骨内側上顆の裂離骨折をしながらも来院せずにプレーをしている子もいるため確認する．]

M　氏：手首を上にあげる時と下にさげる時は痛みの違いはありますか？

[前腕の伸筋を使ったときに痛みが出るのか，屈筋を使ったときに痛みが出るのかを確認する．]

Aさん：はい．手首を下にさげるほうが痛みはあります《**P**》④．

⇒新しい情報を加えてOPQRSTを更新し，特徴ある医学情報を抽出します．

— OPQRST 3 —　下線は，さらに追加された情報です．

発症様式：O	①
増悪・寛解因子：P	①②③④手首を下に下げる（手関節掌屈する）．
症状の性質・程度：Q	①
部位・放散の有無：R	①②
随伴症状：S	①②③
症状の時間経過：T	①②
解釈/感情	①/①②
既往歴	①②今まで肘の痛みが気になったことはない．

特徴ある情報3

特徴ある情報1
特徴ある情報2
＋自動運動による手関節掌屈で痛みが増大

痛みは，手関節掌屈で出現しています．また，今まで肘の痛みがなかったことから上腕骨内側上顆の裂離骨折の可能性は下がってはいるものの完全に否定はできません．よって最後は徒手検査と触診で判断していきます．徒手検査と触診で上腕骨内側上顆に裂離骨折の症状がなければ，ここで上腕骨内側上顆炎と判断できます．

➤M氏は，検証の裏づけとなる徒手検査を行います．

ステップ 5　身体所見・徒手検査

- 上腕二頭筋反射，上腕三頭筋反射，腕橈骨筋反射は左右ともに正常
- 外反ストレステスト陰性
- moving valgus stress test 陰性
- wrist flexion test 陽性
- forearm pronation test 陽性
- 肘関節の可動域は左右正常
- 肘の外反角度（左 10 度　右 10 度）

［触診］

- 圧痛：上腕骨内側上顆，尺側手根屈筋の起始部，橈側手根屈筋の起始部

深部腱反射は，四肢の痛みやしびれを訴えている患者さんでは，必ず確認しましょう．腱反射が亢進していた場合，中枢性神経障害を疑います．また消失・減弱していた場合は神経根障害や神経叢障害を疑う必要があります．

Aさんの痛みは，医療面接から上腕骨離断性骨軟骨炎や外反肘ではないと判断しましたが，肘関節の可動域は左右正常であったこと，また肘の外反角度が健側と同じであること，さらに圧痛の位置から上腕骨離断性骨軟骨炎と外反肘は除外してよいと判断します．上腕骨内側上顆に圧痛はありますが，外反ストレステストが陰性であることから，肘関節内側側副靭帯損傷と上腕骨内側上顆の裂離骨折ではないと判断します．前腕屈筋群にストレスをかけたとき（wrist flexion test, forearm pronation test 陽性）に，上腕骨内側上顆に痛みがあると判断できます．

⇒ここで Type 2 プロセスにより，これまでの医療面接・徒手検査の結果を振り返ります．

――症例 2　ステップ 1~5 の振り返り――

● ステップ 1　医学情報の整理

①10 歳男児．少年野球のピッチャー．1 週間前に右肘内側の痛みを発症．痛みはボールを投げるときや投げた後，物を握る際に出現．

②肘の屈伸運動は問題なく，関節可動域も正常．

③自動運動による手関節掌屈で痛みが増大．

● ステップ 2　診断仮説の設定と ステップ 3　順位づけ（①②③④⑤）

ステップ 2	○よくある～可能性が高い疾患・病態	○見逃してはいけない疾患・病態
ステップ 3	上腕骨内側上顆炎　①	化膿性関節炎　—
	上腕骨離断性骨軟骨炎　③	
	上腕骨内側上顆の裂離骨折　②	
	内側側副靭帯損傷　—	
	肘部管症候群　—	
	外反肘　④	
	尺骨神経麻痺　⑤	

ステップ 4　診断仮説の検証

✓健側と同様に肘の屈伸ができるか？　→　上腕骨離断性骨軟骨炎の確認
✓肘の動きと連動して小指と環指のしびれはあるか？　→　尺骨神経麻痺の確認
✓外傷の既往はあるか？　→　外反肘の確認
✓全身症状があるか？　→　化膿性関節炎の確認
✓触診で骨折症状があるか？　→　上腕骨内側上顆の裂離骨折の確認
✓手首を下にさげる動作で痛みがあるか？　→　上腕骨内側上顆炎の確認

ステップ 5　身体所見・徒手検査

陽　性	正常または陰性
・wrist flexion test ・forearm pronation test	・上腕二頭筋反射 ・上腕三頭筋反射 ・外反ストレステスト ・腕橈骨筋反射 ・moving valgus stress test ・肘関節の可動域は左右正常 ・肘の外反角度（左 10 度　右 10 度）

⇒振り返りにより判断エラーがないことを確認したので［ステップ 6］に進みます.

ステップ 6　鑑別疾患の分類と最終鑑別

上腕骨内側上顆炎の場合は柔道整復術の適応となりますが，上腕骨内側上顆の裂離骨折や上腕骨離断性骨軟骨炎の場合は医師へ紹介する必要があります．健側と比べて肘関節の可動域制限が出ているような場合は速やかに医師へ紹介し，骨に問題がないか検査します．外反肘によるもの，また尺骨神経麻痺が疑われるものは柔道整復術の適応ですが，症状が軽快してこない場合は病態を明確にするため医師への紹介が必要です．

化膿性関節炎は柔道整復術の不適応であるため，疑わしい症状があれば医師へ紹介します．

	柔道整復術の適応（医師との連携を含む）	**柔道整復術の不適応**
よくある疾患	上腕骨内側上顆炎 上腕骨内側上顆の裂離骨折 上腕骨離断性骨軟骨炎 外反肘 尺骨神経麻痺	
重症度の高い疾患	上腕骨内側上顆の裂離骨折 上腕骨離断性骨軟骨炎 外反肘 尺骨神経麻痺	化膿性関節炎

➤M氏は，臨床推論の結果として，Aさんの痛みの原因は，上腕骨内側上顆炎と最終鑑別しました．

参考文献

1）工藤慎太郎：運動機能障害の「なぜ？」がわかる評価戦略．医学書院，2017：72-85.
2）国分正一，岩谷力：今日の整形外科治療指針　第 6 版．医学書院，2014：111-112.

3 手や手首の痛み

この章では手関節の痛みを訴える患者さんの臨床推論を考えてみましょう．

症例 1　家事で手首に痛みが…

右手首の痛みでS接骨院に来院した初診の患者さん．

予診票より

Kさん：女性　36歳　主婦　1児の母
[既往歴] [アレルギー歴] [服薬歴] [家族歴]　特記事項なし

[Kさんは最近，日常生活の中で手首に痛みが出現するそうです．スポーツや手首を使う作業などは特にしていないとのことです．待合室から診察室に入る際，歩行や姿勢に問題はないですが，ドアの開閉は不自由な様子です．]

ステップ 1　情報収集による問題把握

⇒医療面接でOPQRSTを意識し，主訴を明確にします．

医療面接

S　氏：こんにちは．施術を担当しますSです．お名前はKさんでよろしいでしょうか．

Kさん：はい．よろしくお願いします．

S　氏：今日は手首の痛みでいらっしゃったのですね．詳しいお話を聞かせて下さい．

Kさん：3週間くらい前《T》①から，右手首に痛みがあります《R》①．

S　氏：何か原因はありますか？

Kさん：特に思い当たる原因はないのですが，家事をしている中で痛みを感じます《O》①．

S 氏：具体的にどのような動作で痛みが出ますか？

Kさん：フライパンを持つ時《**P**》① や，雑巾を絞る時《**P**》② に痛みが出ます．

［痛みを訴えている患者さんの場合，実際の症状すべてを含めて「痛み」と表現している場合があります．］

S 氏：痛みは3週間前に比べてどうですか？

Kさん：痛みが出ても我慢しながら手首を使っていました **[感情]**① が，痛みは少しずつ強くなっているように感じます《**T**》②．また，手首が左側と比べ少し腫れているようにも見えるのですが…《**Q**》①．

S 氏：確かに少し腫れているようですね．

S 氏：どのような痛み方をしますか．しびれるようなビリビリした感じですか？

［筋，腱や関節の痛みなのか，神経障害や血行障害によるしびれや自律神経症状を痛みと表現しているのか，症状の性質を確認するため，具体的に質問していきます．］

Kさん：いいえ．手首を動かした時にズキズキするような痛みが出ます《**Q**》②．

S 氏：指先が冷たくなったり，しびれるような感じはありますか？

Kさん：いいえ，ありません《**S**》①．

S 氏：手首のどのあたりが痛いか，指1本で指してもらってもよろしいですか？

Kさん：はい．一番痛いのはここです（**図1**）《**R**》②．

S 氏：手首の親指側が痛いのですね．他に痛みの出る部位はありますか？

Kさん：ありません《**S**》②．

［「手首が痛い」のように大まかに訴えてくる場合が多いため，指で示させると明確になります．患者さんが言っている「手首」が具体的にどこなのか，局在を確かめます．］

⇒医療面接で得られた情報から，OPQRSTを明確にします．

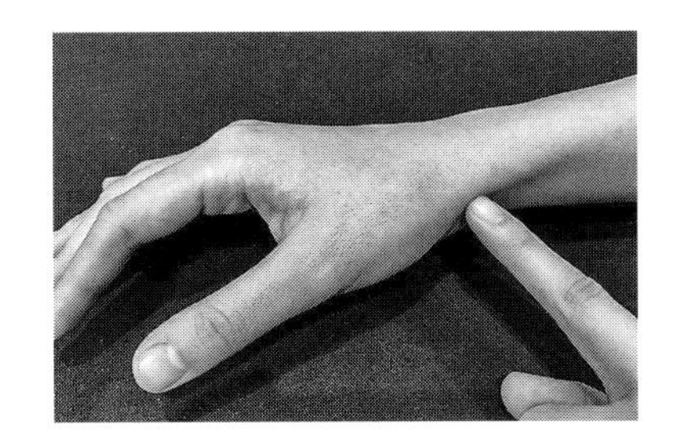

図1

— OPQRST 1 —

発症様式：O	①家事をしている時
増悪・寛解因子：P	①フライパンを持つ時
	②雑巾を絞る時
症状の性質・程度：Q	①少し腫れている．
	②手首を動かした時にズキズキするような痛みが出る．
部位・放散の有無：R	①右手首
	②手首の親指側が一番痛い．
随伴症状：S	①指先が冷たくなったり，しびれるような感じはない．
	②手首の親指側以外に痛みはない．
症状の時間経過：T	①3週間くらい前
	②痛みは少しずつ強くなっている．
感情	①痛みが出ても我慢しながら手首を使っている．

［神経障害や血行障害などによる痛みではないようです．］

⇒OPQRSTから，患者さんの臨床問題を要約します．

臨床問題の要約

Kさん：女性　36歳　主婦　1児の母

【主　訴】右手首の痛み

【現病歴】3週間くらい前から右手首母指側の痛みがあり，少し腫れている．フライパンを持つ動作や雑巾を絞る動作でズキズキする痛みが出現する．他に痛みが出ているところはない．

⇒臨床問題の要約から，特徴ある医学情報を抽出します．

特徴ある情報 1

36歳　女性

3週間前に右手関節橈側の痛みを発症．

フライパンを持つ動作や雑巾を絞る動作で痛みが出現．

⇒臨床問題の把握ができたら，［ステップ2］に進みます．

ステップ 2　診断仮説の設定

⇒情報を基に，診断仮説をたてます．

主訴の右手首の痛みは3週間くらい前から徐々に出現しているので，外傷性ではなく慢性的なもの，または繰り返しの動作による痛みととらえることができます．また，家事で症状が出ていることから，手首を使っていることに関連がありそうです．痛みは片側性です．よって，脊髄疾患や多発性神経障害などの可能性は低くなります．

➤S氏は，診断仮説を作成しました．

診断仮説 1	○よくある疾患・病態	○見逃してはいけない疾患・病態
	頚椎症性神経根症	関節リウマチ
	胸郭出口症候群	変形性関節症
	ド・ケルバン病	
	母指 CM 関節症	

⇒次に診断仮説について可能性の高さを考えて順位づけを行います．

ステップ 3 診断仮説の順位づけ

診断仮説 2	○可能性が高い疾患・病態
	①ド・ケルバン病　②母指 CM 関節症　③頚椎症性神経根症 ④胸郭出口症候群

患者さんの訴える痛みの部位と痛みが出る状況から，ド・ケルバン病と母指CM 関節症を上位に持っていきます．また，神経由来の痛みの可能性を考えると，頚椎症性神経根症や胸郭出口症候群も現時点では外すことができないので下位に入れておきます．また，見逃してはいけない疾患・病態として関節リウマチがあります．

関節リウマチは中年以降の女性に多い疾患で，多発性の関節症状を主訴としますので，その他の関節の確認や家族歴の聴取を行い，鑑別に留意しましょう．

⇒診断仮説がそろい，順位づけできたので，つぎは診断仮説の検証です．

ステップ 4 診断仮説の検証

➤S氏は，診断仮説の絞り込みをするために“重点的質問”をしていきます．

医療面接

S 氏：顔を上に向けたり，首を動かしたりした時に手首の痛みが出現しますか？

［頚椎症性神経根症を確認します.］

Kさん：いいえ，とくにありません《**P**》③.

S　氏：では，腕をあげた時に痛みが悪化することはありませんか？

［胸郭出口症候群を確認します.］

Kさん：いいえ．とくにありません《**P**》④.

S　氏：朝起きたときに，指がこわばって動きにくいことはありますか？

Kさん：いいえ，とくに指のこわばりはありません《**S**》③.

S　氏：ご家族の中に関節リウマチの方はいらっしゃいますか？

Kさん：いいえ，いません.

S　氏：急に腫れたりしたことはありますか？

Kさん：今は手首が少し腫れているように思いますが，急に腫れたりすることはありません《**Q**》③.

［手指のこわばりの有無，家族歴，原因不明な関節の腫脹の有無から関節リウマチを確認します.］

S　氏：これまでに手首のケガをしたことはありますか？

Kさん：いいえ，ありません［**既往歴**］①.

［外傷の既往による変形性関節症を確認します.］

S　氏：手首を動かしてみてください.

Kさん：はい.（手首を動かす.）

S　氏：動きの中で違和感や痛みはありますか？

— **OPQRST 2** —　下線が追加された情報です.

発症様式：O	①
増悪・寛解因子：P	①②③首を動かした時に手首の痛みは出現しない. ④腕を上げた時に痛みは出現しない.
症状の性質・程度：Q	①②③急に腫れたことはない.
部位・放散の有無：R	①②
随伴症状：S	①②③朝起きたときに，指がこわばって動きにくいことはない.
症状の時間経過：T	①②
感情	①
既往歴	①手首のケガをしたことはない.

Kさん：はい，手首を動かすと痛いです．

⇒新しい情報を加えて OPQRST を更新（**OPQRST2**）し，特徴ある医学情報を抽出します．

特徴ある情報2

特徴ある情報1 ＋ 痛みは頸部や肩関節の動作による変化なし．朝起きたときの手指のこわばりなし．

解説・ヒント

頸部の動きにより痛みの変化がある場合，頸椎症であれば頸部を後屈させると神経根が圧迫されるため（ジャクソンテスト，スパーリングテストの再現），上肢にしびれや疼痛が出現し，頸椎症性神経根症の可能性が考えられます．頸椎症性神経根症はしびれの訴えをする場合が多いですが，患者さんは痛みとして表現をする場合があるので注意が必要です．また，洗濯物を干したり，高いところのものを取ったりするような，肩関節の外転・外旋の動きをしたときに痛みが出る場合は胸郭出口症候群の可能性も考えられます．このどちらにも当てはまらなかったため，この段階で頸椎症性神経根症と胸郭出口症候群の可能性は低くなったと考えます．しかし，医療面接の中で患者の回答が曖昧であった場合は，徒手検査が必要となります．

関節リウマチを罹患している場合，とくに朝のこわばりがあるか否かを確認することが重要であり，少しでもこわばりと疑えるような回答があった場合には注意が必要です．また，複数関節に継続する腫脹があるのも特徴です．関節リウマチの診断基準を念頭におき，疑いがあれば医科を紹介する必要があります．

次にド・ケルバン病と母指 CM 関節症について考えてみましょう．

➤S 氏は，ド・ケルバン病と母指 CM 関節症を念頭に置きながら，痛みの部位を確実にするため質問を絞ります．

S 氏：指を動かした時に疼痛は出現しますか？

Kさん：はい．親指を中に入れて手を握り，手首を小指側に傾けると，手首の親指側に強い痛みが出ます《**P**》⑤．

➤S 氏は，さらに“重点的質問”を重ねます．

S　氏：手首を左右に動かした時には痛みは出ますか？

Kさん：はい出ます．特に小指側に手首を動かすと痛みが強く出ます《P》⑥．

S　氏：親指の根元の部分に痛みはありますか？

Kさん：いいえ．ありません《R》③．

⇒新しい情報を加えてOPQRSTを更新し，特徴ある医学情報を抽出します．

— OPQRST 3 —　下線は，さらに追加された情報です．

発症様式：O	①
増悪・寛解因子：P	①②③④⑤親指を中に入れて手を握り，小指側に曲げると疼痛が増強する． ⑥手首を小指側に動かすと痛みが強く出る．
症状の性質・程度：Q	①②③
部位・放散の有無：R	①②③親指の根元の部分に疼痛はない．
随伴症状：S	①②③
症状の時間経過：T	①②
生活歴/既往歴	①/①

特徴ある情報3

特徴ある情報1 ＋ 特徴ある情報2　親指を中に入れて手を握った状態での手関節尺屈で疼痛が増強する．

痛みは，手関節を尺屈した時に出ているようです．

「親指を中に入れて手を握り手首を小指側に傾ける動作で痛みがでる」とは，ド・ケルバン病のテスト法であるフィンケルシュタイン（Finkelstein）テスト（アイヒホッフ Eichhoff テスト）の再現であると考えられます[1,2]．

➤S氏は，検証の裏づけとなる徒手検査を行います．

ステップ 5　身体所見・徒手検査

- 上腕二頭筋反射，上腕三頭筋反射，腕橈骨筋反射は左右ともに正常
- フィンケルシュタインテスト（アイヒホッフテスト）陽性

深部腱反射は，四肢の痛みやしびれを訴えている患者さんでは，神経障害の有無を確認するために必ず行いましょう．腱反射が亢進していた場合，中枢神経障害を疑います．また消失・減弱していた場合は末梢神経障害を疑う必要があります．

Kさんの痛みは，医療面接からも末梢神経障害でないと判断しましたが，腱反射が正常であったことからも末梢神経障害は除外していいと判断します．フィンケルシュタインテスト（アイヒホッフテスト）が陽性であったことから，手関節の第1区画に痛みが出ていると判断できます[1,2]．

⇒ここでType 2プロセスにより，これまでの医療面接・徒手検査の結果を振り返ります．

――症例1（ステップ 1～5）の振り返り

●（ステップ 1）医学情報の整理

①36歳女性．3週間前に右手関節橈側の痛みを発症．フライパンを持つ動作や雑巾を絞る動作で痛みが出現．

②痛みは頚部や肩関節の動作による変化なし．朝起きたときの手指のこわばりなし．

③母指を中に入れて手を握った状態での手関節尺屈で疼痛が増強する．

●（ステップ 2）診断仮説の設定と（ステップ 3）順位づけ（①②③④）

（ステップ 2） （ステップ 3）	○よくある～可能性が高い疾患・病態		○見逃してはいけない疾患・病態
	頚椎症性神経根症	③	関節リウマチ
	胸郭出口症候群	④	変形性関節症
	ド・ケルバン病	①	
	母指CM関節症	②	

（ステップ 4）診断仮説の検証

✓首の動きと手首の痛みが連動するか？ → 頚椎症性神経根症の確認

✓手を上にあげて痛みが悪化するか？ → 胸郭出口症候群の確認

✓朝の指のこわばりや急な腫れがあるか？ → 関節リウマチの確認

✓外傷の既往はあるか？ → 変形性関節症の確認

（ステップ 5）身体所見・徒手検査

陽　性	正常または陰性
・フィンケルシュタインテスト（アイヒホッフテスト）	・上腕二頭筋反射 ・上腕三頭筋反射 ・腕橈骨筋反射

⇒振り返りにより判断エラーがないことを確認したので[ステップ6]に進みます．

ステップ 6　鑑別疾患の分類と最終鑑別

頚椎症性神経根症や胸郭出口症候群のように上肢に神経症状が出ている場合は，病態を明確にするため医師へ紹介し治療方針を決め，柔道整復術が適応される場合は医師と連携をとり施術をしていきます．

変形性関節症が疑われる場合も，関節の状態を明確にするため医師への紹介が必要です．そのうえで，柔道整復術が適応される場合は医師と治癒目標を共有し，連携をとりながら施術をしていきます．

	柔道整復術の適応（医師との連携を含む）	**柔道整復術の不適応**
よくある疾患	ド・ケルバン病 母指 CM 関節症 頚椎症性神経根症 胸郭出口症候群	関節リウマチ
重症度の高い疾患	頚椎症性神経根症 胸郭出口症候群	

➤S 氏は，臨床推論の結果として，K さんの痛みの原因は，ド・ケルバン病と最終鑑別しました．

参考文献

1）松野丈夫ほか：標準整形外科学 第 12 版．医学書院，2014：498.
2）寺山和雄ほか：整形外科痛みへのアプローチ 3 肘と手・手関節の痛み．南山堂，1997：106-111.

症例 2　　手をつくと手首に痛みがある

右手首の痛みで T 接骨院に来院した初診の患者さん．

予診票より

Ｎさん：男性　48 歳　建設業
［既往歴］［アレルギー歴］［服薬歴］［家族歴］　特記事項なし

［Ｎさんは最近，仕事中に手首に痛みが出現するそうです．スポーツは特に

していませんが，建設業のため手はよく使うそうです．待合室から診察室に入る際，歩行や姿勢に問題はないのですが，ドアノブを捻る動作には支障がありそうです．]

ステップ　1　情報収集による問題把握

⇒医療面接で OPQRST を意識し，主訴を明確にします．

医療面接

T　氏：こんにちは．施術を担当します T です．N さんですね．

N さん：はい．よろしくお願いします．

T　氏：今日はどうなさいましたか？

N さん：1 週間前《**T**》① から右手首《**R**》① に痛みがあります．

[痛みを訴えている患者さんの場合，実際の症状すべてを含めて「痛み」と表現している場合があります．]

T　氏：何か原因はありますか？

N さん：仕事で木材を運ぶ時《**O**》① に違和感を感じ，その後，痛みが出るようになりました．

T　氏：痛みは 1 週間前に比べてどうですか？

N さん：我慢しながら手首を使っていますが［**感情**］①，痛みは少しずつ強くなっている《**T**》② ように感じます．

[筋，腱や関節の痛みなのか，神経障害や血行障害によるしびれや自律神経症状を痛みとして表現しているのか，症状の性質を確認するため，具体的に質問していきます．]

T　氏：具体的にどのような動作で痛みが出ますか？

N さん：手首を左右に動かした時《**Q**》① に痛みが強くでます．

T　氏：どのような痛み方をしますか？　しびれるようなビリビリした感じですか？

N さん：いいえ．手首を動かした時に針で刺されたような痛み《**Q**》② が出ます．

T　氏：指先が冷たくなったり，しびれるような感じはありますか？

N さん：いいえ，ありません《**S**》①．

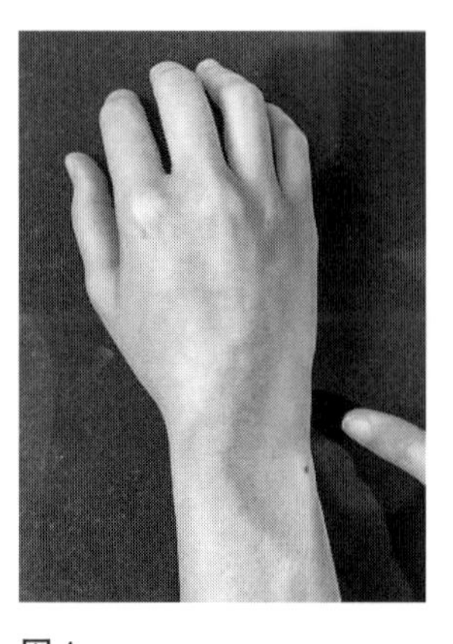

図 1

T　氏：手首のどのあたりが痛いか指 1 本で指してもらってもよろしいですか？

[「手首が痛い」のように大まかに訴えてくる場合が多いため，指で示させると明確になります．患者さんが言っている「手首」が具体的にどこなのか，局在を確かめます．]

N さん：はい．一番痛いのはここです（**図 1**）《**R**》②.

T　氏：手首の小指側が痛いのですね．他に痛みの出る部位はありますか？

N さん：ありません《**S**》②．

⇒医療面接で得られた情報から，OPQRST を明確にします．

— OPQRST 1 —

発症様式：O	①木材を運ぶ時
増悪・寛解因子：P	—
症状の性質・程度：Q	①手首を左右に動かすと痛みが出る ②手首を動かした時，針で刺されたような痛み
部位・放散の有無：R	①右手首 ②手首の小指側が痛い
随伴症状：S	①指先が冷たくなったり，しびれるような感じはない． ②手首の小指側以外に痛みはない．
症状の時間経過：T	① 1 週間くらい前に右手首に違和感を感じ，その後痛みが出現する． ②痛みは少しずつ強くなっているように感じる．
感情	①痛みが出ても我慢しながら手首を使っている．

[神経障害や血行障害などによる痛みではないようです．]

⇒ OPQRST から，患者さんの臨床問題を要約します．

臨床問題の要約

N さん：男性　48 歳　建設業

【主　訴】右手首の痛み

【現病歴】1 週間前，右手首の小指側に疼痛が出現．手首の運動，特に橈屈，尺屈動作で痛みが出現する．他に痛みが出ているところはない．

⇒臨床問題の要約から，特徴ある医学情報を抽出します．

特徴ある情報1

48歳 男性

1週間前，右手関節尺側の痛みが出現．疼痛は手関節の運動で出現する．

⇒臨床問題の把握ができたら，［ステップ2］に進みます．

ステップ 2 診断仮説の設定

⇒情報を基に，診断仮説をたてます．

主訴の右手首の痛みには明らかな外傷既往がなく，また，建設業で日常的に手首に負荷が加わっていることから，上肢の使用頻度との関連がありそうです．1週間前の木材の運搬時から出現しているので，繰り返しの動作による痛みととらえることができます．痛みは片側性です．よって脊髄疾患や多発性神経障害などの可能性は低くなります．

➤T氏は，診断仮説を作成しました．

診断仮説1	○よくある疾患・病態	○見逃してはいけない疾患・病態
	頚椎症性神経根症	痛風
	胸郭出口症候群	関節リウマチ
	TFCC損傷	
	キーンベック病	
	有鈎骨鈎骨折	
	尺骨茎状突起骨折	

⇒次に診断仮説について，可能性の高さによって順位づけを行います．

ステップ 3 診断仮説の順位づけ

診断仮説2	○可能性が高い疾患・病態
	① TFCC損傷 ②有鈎骨鈎骨折 ③尺骨鈎状突起骨折 ④キーンベック病 ⑤頚椎症性神経根症 ⑥胸郭出口症候群

患者さんの訴える痛みの部位と痛みが出る状況から，TFCC損傷と有鈎骨鈎骨折を上位に持っていきます．また，神経由来の痛みの可能性を考えると，頚椎症性神経根症や胸郭出口症候群も現時点では外すことができません．下位に入れ

ておきます．また，見逃してはいけない疾患・病態として痛風や関節リウマチがあります．

痛風は男性に多い疾患で，炎症性の関節炎を主訴とします．関節リウマチは中年以降の女性に多く，多発性の関節症状を主訴としますので，その他の関節の確認を行い，家族歴を聴取して鑑別に留意しましょう．

⇒診断仮説がそろい，順位づけできたので，つぎは診断仮説の検証です．

ステップ 4　診断仮説の検証

T　氏：首を動かした時に手首の痛みが出現しますか？《P》①

［頚椎症性神経根症を確認します．］

Nさん：とくにありません．

T　氏：では，腕を高くあげた作業で痛みが悪化することはありませんか？《P》②

［胸郭出口症候群を確認します．］

Nさん：いいえ．とくにありません．

T　氏：朝起きたときに，指がこわばって動きにくいようなことはありますか？《S》③

Nさん：いいえ，とくに指のこわばりはありません．

T　氏：家族の中に関節リウマチの方はいらっしゃいますか？

Nさん：いいえ，いません．

T　氏：急に腫れたりしたことはありますか？《Q》③

Nさん：急に腫れたりすることはありません．

T　氏：内科でこれまでに治療を受けたり，薬を飲んだりしていますか？

［家族歴，症状から関節リウマチ，痛風を確認します．］

Nさん：血圧が少し高いといわれていますが，特に治療を受けたり薬を飲んだりすることはありません《S》④．

T　氏：これまでに骨折などの手首のケガをしたことはありますか？

［外傷の既往による変形性関節症を確認します．］

Nさん：いいえ，大きなケガは記憶にありません **［既往歴］**①．

T　氏：手首を動かしてみてください．

Nさん：はい．（手首を動かす）

T　氏：動きの中で違和感や痛みはありますか？

Nさん：はい，やはり手首を左右に動かすと痛いです．

T　氏：親指側に動かした時と小指側に動かした時ではどちらが痛いですか？

Nさん：小指側に動かした時の方が痛い《P》③ ですね．

⇒新しい情報を加えて OPQRST を更新し，特徴ある医学情報を抽出します．

— **OPQRST 2** —　下線が追加された情報です．

発症様式：O	①
増悪・寛解因子：P	①首を動かした時に手首の痛みは出現しない． ②腕をあげた時に痛みは出現しない． ③手首を小指側に動かした時に強く痛みが出る．
症状の性質・程度：Q	①②③急に腫れたことはない．
部位・放散の有無：R	①②
随伴症状：S	①②③朝起きたときに，指がこわばって動きにくいことはない． ④血圧は高めだが，それ以外で内科的疾患はない．
症状の時間経過：T	①②
感情	①
既往歴	①骨折など，手首のケガをしたことはない．

特徴ある情報 2

特徴ある情報 1 ＋ 頚部や肩関節の動きに連動する手関節の痛みなし．手関節部の外傷の既往なし．

解説・ヒント

頚部の動きにより痛みの変化がある場合，頚椎症であれば頚部を後屈させると神経根が圧迫されるため（ジャクソンテスト，スパーリングテストの再現），上肢にしびれや疼痛が出現し，頚椎症性神経根症の可能性が考えられます．頚椎症性神経根症ではしびれを訴える場合が多いのですが，患者さんは痛みとして表現をすることがあるので注意が必要です．また，高いところのものを取るような，肩関節の外転・外旋の動きをしたときに痛みが出る場合は胸郭出口症候群の可能性も考えられます．このどちらも当てはまらなかったため，この段階で頚椎症性神経根症と胸郭出口症候群の可能性は低くなったと考えます．しかし，医療面接の中で患者さんの回答が曖昧であった場合は，徒手検査が必要となります．

関節リウマチを罹患している場合，とくに朝のこわばりがあるか否かを確認することが重要であり，少しでもこわばりと疑えるような回答があった場合には注意が必要です．また，複数関節に継続する腫脹があるのも特徴です．関節リウマチの診断基準を念頭におき，関節リウマチの疑いがあれば医科を紹介する必要があります．痛風は中年以降の男性に多く，突然起こる激烈な痛みを特徴とします．罹患部位は発赤，腫脹を伴い自発痛も著明ですので，この症例では可能性が低いと考えます．

次にキーンベック病について考えてみましょう．

➤T 氏は，キーンベック病を念頭に置きながら，痛みの部位を確実にするため質問を絞ります．

T　氏：手首の中央部に痛みは出現しますか？　手首の中央部を押して痛みが出ますか？

Nさん：いいえ．そこには痛みはありません《R》③．

キーンベック病は 20 歳以降の男性に多く，大工など，手の使用頻度が高い職業の人たちに好発する骨端症です[1)]．

月状骨が障害されるため，手関節の中央部に疼痛が出現します．手関節の中央部に疼痛を認めないことからキーンベック病の可能性は低くなったと考えます．

⇒次に TFCC 損傷，有鈎骨鈎骨折，尺骨茎状突起骨折について考えてみましょう．

➤T 氏は，TFCC 損傷と有鈎骨鈎骨折を念頭に置きながら，痛みの部位を確実にするため質問を絞ります．T 氏は，さらに“重点的質問”を重ねます．

T　氏：手のひらに痛みは出現しますか？

Nさん：いいえ．出ません《R》④．

T　氏：どのような動作で痛みが出ますか？

Nさん：ドアノブを回したり，瓶のふたを開けるなど，手首をひねると痛みが出ます《P》④．

T　氏：痛みはどこに出ますか？

Nさん：手首の小指側にある丸い膨らみの先に痛みがあります《R》⑤．

T　氏：手首を動かした時に引っかかるような感じや音がすることはありますか？

Nさん：手首を動かすと「パキッ」と音がすることがあります《R》⑥.

⇒新しい情報を加えて OPQRST を更新し，特徴ある医学情報を抽出します.

— OPQRST 3 —　下線は，さらに追加された情報です.

発症様式：O	①
増悪・寛解因子：P	①②③④ドアノブを回す，瓶のふたを開ける動作で痛みが出現
症状の性質・程度：Q	①②③
部位・放散の有無：R	①②③手首の中央部に痛みはない ④手のひらに痛みはない ⑤手首の小指側にある丸い膨らみの先に痛みがある. ⑥手首を動かすと「パキッ」と音がする
随伴症状：S	①②③④
症状の時間経過：T	①②
感情	①
既往歴	①

特徴ある情報 3

特徴ある情報 1 + 特徴ある情報 2　手関節の尺屈，前腕の回旋で疼痛が出現．手関節の運動に伴い音が鳴る.

痛みは，手関節を尺屈および前腕を回旋した時に出ているようです．明らかな外傷既往がないこと，掌側部の圧痛がないことから，有鈎骨鈎骨折，尺骨茎状突起骨折の可能性は低いと考えられます.

➤T 氏は，検証の裏づけとなる徒手検査を行います.

ステップ 5　身体所見・徒手検査

- 上腕二頭筋反射，上腕三頭筋反射，腕橈骨筋反射は左右ともに正常
- ulnar grind test 陽性

四肢の痛みやしびれを訴えている患者さんでは，神経障害の有無を確認するために深部腱反射は，必ず行いましょう．腱反射が亢進していた場合，中枢性神経障害を疑います．また減弱・消失していた場合は神経根障害を疑う必要があります.

K さんの痛みは，医療面接からも神経根障害でないと判断しましたが，腱反射が正常であったことからも神経根障害は除外していいと判断します．ulnar grind test（手関節を尺屈しながら前腕の回内・回外をさせ，疼痛とクリックの出現の有無を確認する検査法）[2] が陽性であったことから，TFCC損傷であると判断できます．

⇒ここでType 2プロセスにより，これまでの医療面接・徒手検査の結果を振り返ります．

――症例2（ステップ 1～5）の振り返り――

● （ステップ 1） 医学情報の整理

① 48歳男性．1週間前，右手関節尺側の痛みが出現．疼痛は手関節の運動で出現する．

②頚部や肩関節の動きに連動する手関節の痛みなし．手関節部の外傷の既往なし．

③手関節の尺屈，前腕の回旋で疼痛が出現．手関節の運動に伴い音が鳴る．

● （ステップ 2） 診断仮説の設定と（ステップ 3） 順位づけ（①②③④⑤⑥）

（ステップ 2） （ステップ 3）	○よくある～可能性が高い疾患･病態		○見逃してはいけない疾患・病態
	頚椎症性神経根症	⑤	痛風
	胸郭出口症候群	⑥	関節リウマチ
	TFCC損傷	①	
	キーンベック病	④	
	有鈎骨鈎骨折	②	
	尺骨茎状突起骨折	③	

（ステップ 4） 診断仮説の検証

✓首の動きと手首の痛みが連動するか？ → 頚椎症性神経根症の確認
✓手を上にあげて痛みが悪化するか？ → 胸郭出口症候群の確認
✓朝の指のこわばりや急な腫れがあるか？ → 関節リウマチの確認
✓内科的疾患の治療歴があるか？ → 痛風の確認
✓手関節中央部の圧痛，腫脹があるか？ → キーンベック病の確認
✓明らかな外傷既往があるか？ → 有鈎骨鈎骨折，尺骨茎状突起骨折の確認
✓圧痛部位がどこにあるか？ → 有鈎骨鈎骨折（疲労性）の確認

ステップ 5 身体所見・徒手検査

陽 性	正常または陰性
・ulnar grind test	・上腕二頭筋反射 ・上腕三頭筋反射 ・腕橈骨筋反射

⇒振り返りにより判断エラーがないことを確認したので[ステップ6]に進みます.

ステップ 6 鑑別疾患の分類と最終鑑別

頚椎症性神経根症や胸郭出口症候群のように上肢に神経症状が出ている場合は，病態を明確にするため医師へ紹介し，治療方針を決めた後，柔道整復術が適応される場合は医師と連携をとり施術をしていきます.

関節リウマチ，痛風は柔道整復術の不適応であるため，疑わしい症状があれば医師へ紹介します.

キーンベック病は男性に多く見られる骨端症であり，大工など，手の使用頻度が高い職業の人たちに好発します．手関節中央部の腫脹と圧痛が主な症状となります．保存療法では固定による安静が原則ですが，治療の選択においては医師との連携が必要となります.

有鈎骨鈎骨折および尺骨茎状突起骨折は外傷性骨折であるため，受傷原因の聴取が重要となります．明らかな受傷原因がなければ可能性は低くなります．また有鈎骨鈎骨折については疲労骨折もありますが，この場合は手掌部の圧痛部位の確認が重要となります.

	柔道整復術の適応（医師との連携を含む）	柔道整復術の不適応
よくある疾患	TFCC 損傷 有鈎骨鈎骨折 尺骨鈎状突起骨折 キーンベック病 頚椎症性神経根症 胸郭出口症候群	関節リウマチ 痛風
重症度の高い疾患	TFCC 損傷 有鈎骨鈎骨折 尺骨鈎状突起骨折	

➤T 氏は，臨床推論の結果として，N さんの痛みの原因は，TFCC 損傷と最終鑑別しました.

参考文献

1）松野丈夫ほか：標準整形外科学 第 12 版．医学書院，2014：502-503.
2）露口雄一ほか：整形外科理学診断ガイド．文光堂，1998：214-215.

症例 3　転倒して手をついてから，手首が痛い

右手首の痛みで M 接骨院に来院した初診の患者さん.

予診票より

A さん：女性　62 歳　主婦 [既往歴] [アレルギー歴] [服薬歴] [家族歴] 特記事項なし

[A さんは待合室で右手関節部を左手で支えています．待合室から診察室に入る際，歩行や姿勢には問題なさそうです.]

ステップ　1　情報収集による問題把握

⇒医療面接で OPQRST を意識し，主訴を明確にします.

医療面接

M　氏：こんにちは．施術を担当します M です．お名前は A さんでよろしいでしょうか？

A さん：はい.

M　氏：今日は手首の痛みでいらっしゃったのですね．詳しいお話を聞かせて下さい.

A さん：昨日《T》①，犬の散歩中にバランスを崩して転倒し手をつきました．大したことはないと思って昨日は様子を見ていたのですが，今朝起き

たら痛みが強くなっていた《T》② ので，心配になりました **[感情]**①.

[受傷原因を聴取することで，外傷性の痛みなのか，使いすぎなどによる慢性的な痛みなのかを確認します.]

M 氏：なるほど．どのように手をつきましたか？

A さん：前方に倒れ手のひらをつきました《O》①.

M 氏：痛いのはどこですか？

A さん：親指のつけ根あたりです《R》①.

M 氏：今はどのような動作で痛みますか？

A さん：手首を動かす《Q》① と痛みます．あと，力が入りにくいような感じがします《Q》②.

M 氏：ズキズキするような痛みはありますか？

A さん：はい．でも，動かさなければ痛みはほとんどありません《Q》③.

[痛みの性質を知ることで外傷性の痛みなのか，神経障害や血行障害によるしびれや自律神経症状を痛みとして表現しているのか，具体的に質問していきます.]

M 氏：わかりました．手首を動かした時の痛みはどんな感じですか？

A さん：ズキズキするような痛みですが，痛み自体はそれほど強くありません《Q》④.

M 氏：指先がしびれたような感じはありますか？

— OPQRST 1 —

発症様式：O	①前方に倒れ手のひらをつく
増悪・寛解因子：P	—
症状の性質・程度：Q	①手首を動かすと痛い. ②力が入りにくいような感じがする. ③動かさなければ痛みはほとんど出ない. ④手首を動かすとズキズキするような痛みがあるが強い痛みではない.
部位・放散の有無：R	①手首の親指側が痛い.
随伴症状：S	①指先がしびれたような感じはない. ②手首以外に痛みが出るところはない.
症状の時間経過：T	①昨日 ②今朝起きたら痛みが強くなっていた.
感情	①痛みが強くなってきたため心配になった.

[神経障害や血行障害などによる痛みではないようです.]

Aさん：いいえ，特にありません《S》①.

M　氏：手首以外に痛みが出るところはありますか？

Aさん：いいえ，ありません《S》②.

⇒医療面接で得られた情報から，OPQRST を明確にします：**OPQRST1.**

⇒ OPQRST から，患者さんの臨床問題を要約します.

臨床問題の要約

Aさん：女性　62歳　主婦

【主　訴】右手首の痛み

【現病歴】昨日，犬の散歩中にバランスを崩して転倒し手をつく．手首を動かすと痛い.

⇒臨床問題の要約から，特徴ある医学情報を抽出します..

特徴ある情報 1

62歳　女性

昨日，転倒して手をついて負傷し，手関節部が痛い.

痛みは手関節を動かした際に生じ，力が入りにくい.

⇒臨床問題の把握ができたら，［ステップ 2］に進みます.

ステップ　2　診断仮説の設定

⇒情報を基に，診断仮説をたてます.

昨日転倒して手掌をついていることから，急性外傷を念頭におき推論していきます．受傷原因が明確であること，手首以外での痛みや指先のしびれを認めていないことから神経障害や血行障害による疼痛の可能性は低いと考えられます.

➤M氏は，診断仮説を作成しました.

診断仮説 1	**○よくある疾患・病態**	**○見逃してはいけない疾患・病態**
	手関節捻挫	舟状骨偽関節
	橈骨遠位端部骨折	変形性関節症
	舟状骨骨折	
	月状骨脱臼	
	TFCC 損傷	

⇒次に診断仮説について可能性の高さから順位づけを行います.

ステップ 3　診断仮説の順位づけ

診断仮説 2	○可能性が高い疾患・病態 ①舟状骨骨折　②橈骨遠位端部骨折　③手関節捻挫　④月状骨脱臼　⑤TFCC 損傷

患者さんの訴える痛みの部位と痛みが出る状況から，舟状骨骨折と橈骨遠位端部骨折を上位に持っていきます．また，手掌をついて負傷していることから，手関節捻挫，月状骨脱臼，TFCC 損傷も下位に入れます．
⇒診断仮説がそろい，順位づけできたので，つぎは診断仮説の検証です．

ステップ 4　診断仮説の検証

➤M 氏は，診断仮説の絞り込みをするために“重点的質問”をしていきます．

医療面接

M　氏：手首を動かすときに引っかかったり，動きが制限されるような感じはありますか？

［弾発性固定の有無を確認します．］

A さん：とくにありません《P》①.

M　氏：押して痛みの出る場所を確認したいと思います（図 1）．ここ（a）を押して痛みはありますか？

［圧痛部位によって可能性のある外傷を確認します．］

A さん：いいえ，ありません．

M　氏：この場所（b）はどうでしょうか？

A さん：痛くありません．

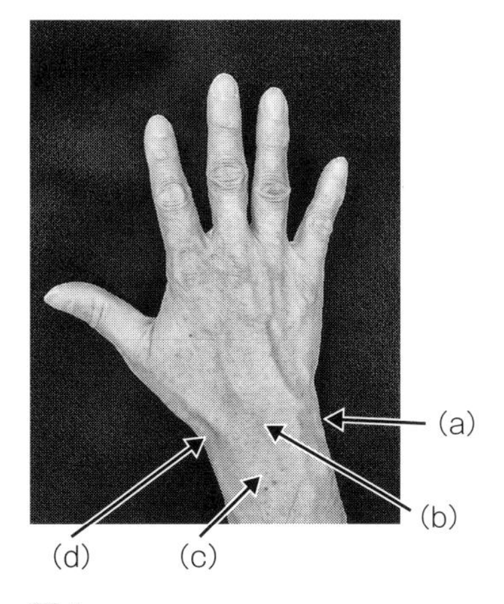

図 1

M　氏：ここ（c）はどうでしょうか？

Aさん：そこも痛くありません.

M　氏：ここ（d）はどうでしょうか？

Aさん：そこは押されると痛いです.

M　氏：親指の付け根のくぼんだ部分を押すと痛みが出ますね？《**R**》②

Aさん：そうですね．そこが一番痛いです.

M　氏：これまでに手首のケガをしたことはありますか？

[外傷の既往による変形性関節症や偽関節の有無を確認します．]

Aさん：いいえ，ありません **[既往歴]**①.

⇒新しい情報を加えてOPQRSTを更新し，特徴ある医学情報を抽出します.

— OPQRST 2 —　下線が追加された情報です.

発症様式：O	①
増悪・寛解因子：P	①手首を動かしても引っかかりや運動の制限は感じない.
症状の性質・程度：Q	①②③④
部位・放散の有無：R	①②親指の付け根のくぼんだ部分を押すと痛みがある.
随伴症状：S	①②
症状の時間経過：T	①②
感情	①
既往歴	①手首のケガをしたことはない.

特徴ある情報2

特徴ある情報1 ＋ スナッフボックス部の圧痛を認める.

解説・ヒント

手関節部に限らず，外傷の診断においては圧痛点の確認が重要となります．圧痛点が橈側部，中央部，尺側部のいずれにあるかによって，考えられる外傷が異なります．［ステップ4］で，橈骨の遠位端部，手関節中央部，尺側部には圧痛を認めていないことから，橈骨遠位端部骨折，手関節捻挫，月状骨脱臼，TFCC損傷などの可能性は低いと考えます．また，弾発性固定などの脱臼の固有症状が見られないことからも，月状骨脱臼は否定されます．圧痛部位の聴取で，「親指の付け根のくぼんだ部分」はスナッフボックスに相当します.

舟状骨偽関節や変形性関節症では過去の既往歴聴取が重要です．とくに舟状骨骨折は見落としや医療機関への受診歴がない場合もあり，偽関節例として発見されることがあるので注意が必要です[1)].

次に舟状骨骨折について考えてみましょう.

➤M 氏は，舟状骨骨折を念頭に置きながら，診断を確実にするため質問を絞ります.

M 氏：親指で何かを強く押すような動作で痛みは出ますか？

[母指の中手骨長軸に沿った軸圧痛の有無を確認しています.]

A さん：痛いです《P》②.

M 氏：同じように人差し指や中指ではどうでしょうか？

[示指，中指の中手骨長軸に沿った軸圧痛の有無を確認しています.]

A さん：これはあまり痛くありません《P》③.

⇒新しい情報を加えてOPQRSTを更新し，特徴ある医学情報を抽出します.

— OPQRST 3 — 下線は，さらに追加された情報です.

発症様式：O	①
増悪・寛解因子：P	①②親指で何かを強く押すような動作で痛みが出る. ③人差し指や中指では何かを強く押しても痛みが出ない.
症状の性質・程度：Q	①②③④
部位・放散の有無：R	①②
随伴症状：S	①②
症状の時間経過：T	①②
感情	①
既往歴	①

特徴ある情報 3

特徴ある情報 1
特徴ある情報 2 ＋ 母指中手骨に沿った軸圧痛を認める.

舟状骨骨折は手をついて手関節に背屈が強制されて発生することが多く，手関節の運動痛，スナッフボックスの圧痛，母指中手骨長軸からの軸圧痛を特徴とします[2)]. 症状が軽微なことがあるため，捻挫として処置されることがあり，注意が必要です.

➤M 氏は，検証の裏づけとなる徒手検査を行います.

ステップ 5 身体所見・徒手検査

● scaphoid shift test 陽性

scaphoid shift test は単純 X 線では確認できない舟状骨の不安定性をみるテストで，舟状骨骨折でも陽性となります．患者の手関節を尺屈した状態で，術者は舟状骨結節を強く圧迫し手関節を橈屈させます．この際，疼痛やクリックが誘発されると陽性となります．

⇒ここで Type 2 プロセスにより，これまでの医療面接・徒手検査の結果を振り返ります．

――症例 1 ステップ 1〜5 の振り返り――

●ステップ 1 医学情報の整理

① 62 歳女性．昨日，転倒して手をつき負傷，手関節部が痛い．痛みは手関節を動かした際に生じ，力が入りにくい．

②スナッフボックス部の圧痛を認める．

③母指中手骨に沿った軸圧痛を認める．

●ステップ 2 診断仮説の設定と ステップ 3 順位づけ（①②③④⑤）

ステップ 2 ステップ 3	○よくある〜可能性が高い疾患･病態		○見逃してはいけない疾患・病態
	舟状骨骨折	①	舟状骨偽関節
	橈骨遠位端部骨折	②	変形性関節症
	手関節捻挫	③	
	月状骨脱臼	④	
	TFCC 損傷	⑤	

ステップ 4 診断仮説の検証

✓手関節の尺側に圧痛があるか？ → TFCC 損傷の確認

✓手関節の中央部に圧痛があるか？ → 手関節捻挫，月状骨脱臼の確認

✓手関節の弾発性固定があるか？ → 月状骨脱臼の確認

✓外傷の既往はあるか？ → 変形性関節症，舟状骨偽関節の確認

✓橈骨遠位端部に圧痛があるか？ → 橈骨遠位端部骨折の確認

(ステップ 5) 身体所見・徒手検査

陽　性
・scaphoid shift test

⇒振り返りにより判断エラーがないことを確認したので[ステップ 6]に進みます.

(ステップ 6) 鑑別疾患の分類と最終鑑別

舟状骨骨折は受傷原因やスナッフボックスの圧痛などからある程度は判断されますが，確定するには画像による診断が必要となり，医師への紹介が必須です．ただし，単純 X 線写真では骨折初期には骨折線を認めないこともあるため，十分な注意が必要です．舟状骨骨折が疑われる場合には，急性期が過ぎた後に再検査を依頼するなどの対応が望まれます．また，陳旧例（偽関節例）では，保存療法での治療効果が期待できないため，医師への紹介が必要となります．

	柔道整復術の適応（医師との連携を含む）	**柔道整復術の不適応**
よくある疾患	舟状骨骨折 橈骨遠位端部骨折 手関節捻挫 TFCC 損傷	舟状骨偽関節
重症度の高い疾患	舟状骨骨折 橈骨遠位端部骨折	

➤M 氏は，臨床推論の結果として，A さんの痛みの原因は，舟状骨骨折と最終鑑別しました．

参考文献

1）冨士川恭輔，鳥巣岳彦：骨折・脱臼（改訂 3 版）．南山堂，2010：560-566.
2）松野丈夫ほか：標準整形外科学 第 12 版．医学書院，2014：791-792.
3）寺山和雄ほか：整形外科痛みへのアプローチ．3 肘と手・手関節の痛み．南山堂，1997：92-93.

症例 4　朝起きてから指が伸びない

臨床では痛みを訴える患者さん以外にも，手の使いにくさを訴える方もいます．症例 4 ではこのようなケースについて推論します．

右の指の使いにくさを訴え，M 接骨院に来院した初診の患者さん．

予診票より

Aさん：男性　55 歳　工場勤務
［既往歴］［アレルギー歴］［服薬歴］［家族歴］特記事項なし

［A さんは待合室で予診票に記入する際，少し書きずらそうな様子です．待合室から診察室に入る際の，歩行や姿勢に問題なさそうです．］

ステップ 1　情報収集による問題把握

⇒医療面接で OPQRST を意識し，主訴を明確にします．

医療面接

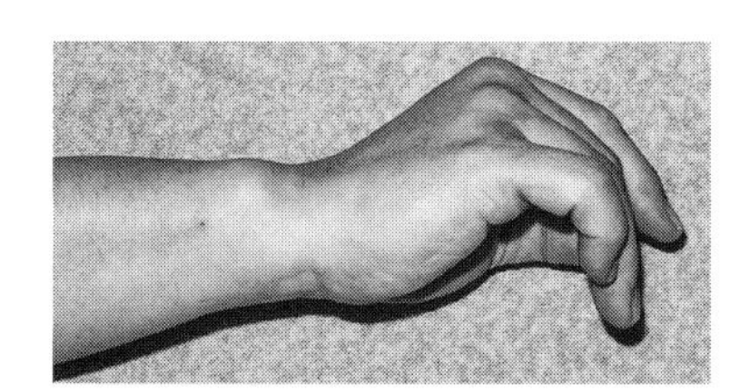

図 1

M　氏：こんにちは．施術を担当しますMです．お名前はAさんでよろしいでしょうか？

Aさん：はい．

M　氏：今日は右手の指の使いにくさでいらっしゃったのですね．詳しいお話を聞かせて下さい．

Aさん：2,3 日前から右手に違和感《T》① があったのですが，今朝から指が伸びなくなりました（**図 1**）《T》②．

M　氏：なるほど．それは不便ですね．何か思い当たる原因はありますか？

Aさん：特に原因はないのですが，仕事で手はよく使います．

M　氏：仕事ではどのような作業が多いのですか？

Aさん：そうですね，ドライバーでネジを回す作業が《O》① 多いです．

M 氏：痛みやしびれはありますか？

Aさん：いいえ，ありません《S》①.

M 氏：手首は動かせますか？

Aさん：はい，問題ありません《Q》①.

M 氏：指はどうでしょう？

Aさん：握ることはできるのですが，伸ばすことができません《Q》②.

M 氏：指が伸びないこと以外で何か症状はありますか？

Aさん：いいえ，特にありませんが，仕事に支障が出るので困っています［感情］①.

［症状の性質を確認するため，医療面接では具体的に質問していきます.］

M 氏：反対の手を使って指を伸ばすことは可能ですか？

Aさん：動かせます《Q》③.

［指の動きの悪さが関節の拘縮によるものなのかを確認します.］

⇒医療面接で得られた情報から，OPQRST を明確にします.

— OPQRST 1 —

発症様式：O	①ドライバーでネジを回す作業
増悪・寛解因子：P	—
症状の性質・程度：Q	①手首の運動は正常
	②指の屈曲はできるが，伸展ができない.
	③他動的には指の伸展は可能である.
部位・放散の有無：R	①指が伸びないこと以外の症状はない.
随伴症状：S	①痛みやしびれはない.
症状の時間経過：T	① 2，3 日前から右手首に違和感がある.
	②今朝から指が伸びなくなった.
感情	①仕事に支障が出て困っている.

⇒ OPQRST から，患者さんの臨床問題を要約します.

臨床問題の要約

Aさん：男性 55 歳 工場勤務

【主 訴】右の指の使いにくさ

【現病歴】2,3 日前から右手首に違和感があり，今朝起きた時から指が伸びなくなった. 仕事でネジを回す作業をしている. 痛みやしびれは出ていない.

⇒臨床問題の要約から，特徴ある医学情報を抽出します．

特徴ある情報 1

55 歳　男性

今朝, 指の伸展が不能となった. 痛みやしびれはない. 他動運動による指伸展は可能.

⇒臨床問題の把握ができたら，［ステップ 2］に進みます．

ステップ 2　診断仮説の設定

⇒情報を基に，診断仮説をたてます．

主訴である指の伸展障害は明確な受傷原因がないため，腱断裂などの急性外傷ではなく，また，他動的運動も可能なため関節拘縮による運動障害も否定されます．本症例は末梢神経障害による筋肉の麻痺の可能性が高いと思われます．症状は両側性ではないため, 脊髄疾患や多発性神経障害などの可能性は低くなります．

➤M氏は，診断仮説を作成しました．

診断仮説 1	○よくある疾患・病態	○見逃してはいけない疾患・病態
	橈骨神経高位麻痺 頚椎症性神経根症 橈骨神経低位麻痺（後骨間神経麻痺） 胸郭出口症候群	中枢神経障害

⇒次に診断仮説について可能性の高さから順位づけを行います．

ステップ 3　診断仮説の順位づけ

診断仮説 2	○可能性が高い疾患・病態
	①橈骨神経低位麻痺（後骨間神経麻痺）　②橈骨神経高位麻痺 ③頚椎症性神経根症　④胸郭出口症候群

患者さんの訴える症状から橈骨神経麻痺を上位に持っていきます．また，末梢神経障害の可能性を考えると，頚椎症性神経根症や胸郭出口症候群も現時点では可能性もあるため下位に入れます．

⇒診断仮説がそろい，順位づけできたので，つぎは診断仮説の検証です．

ステップ 4　診断仮説の検証

➤M 氏は，診断仮説の絞り込みをするために“重点的質問”をしていきます．

医療面接

M　氏：顔を上に向けたり，首の動きによって痛みやしびれは出現しませんか？

[頸椎症性神経根症を確認します．]

Aさん：特にありません《P》①．

M　氏：では，手を上にあげることで痛みやしびれは出現しませんか？

[胸郭出口症候群を確認します．]

Aさん：いいえ．それもありません《P》②．

M　氏：以前に似たような症状が出現したことはありますか？

Aさん：いいえ **[既往歴]**①．

⇒新しい情報を加えて OPQRST を更新し，特徴ある医学情報を抽出します．

— **OPQRST 2** —　下線が追加された情報です．

発症様式：O	①
増悪・寛解因子：P	①首の動きで疼痛やしびれは出現しない． ②手を上にあげても疼痛やしびれは出現しない．
症状の性質・程度：Q	①②③
部位・放散の有無：R	①
随伴症状：S	①
症状の時間経過：T	①②
感情	①
既往歴	①これまでに似たような症状は出たことがない．

特徴ある情報 2

特徴ある情報 1 ＋ 頸部や肩関節の運動に連動する手指部の疼痛やしびれはない

解説・ヒント

頸椎症性神経根症であれば頸部を後屈させると神経根が圧迫されるため（ジャクソンテスト，スパーリングテストの再現），上肢にしびれや疼痛が出現します．また，肩関節の外転・外旋の動きをしたときにしびれや疼痛が出る場合は胸郭出口症候群の可能性も考えられます．このどちらも当てはまらなかったため，この段階で頚椎症性神経根症と胸郭出口症候群の可能性は低くなったと考えます．しかし，医療面接の中で患者の回答が曖昧であった場合は，徒手検査が必要となります．

次に橈骨神経の高位麻痺と低位麻痺について考えてみましょう．

橈骨神経の高位麻痺と低位麻痺は障害される神経の部位が異なります．上腕部に原因があれば高位麻痺，前腕部に原因があれば低位麻痺の可能性が高くなります．

➤M 氏は，橈骨神経の高位麻痺と低位麻痺を念頭に置きながら，原因部位を確実にするため質問を絞ります．

M　氏：仕事中，上腕部に圧迫が加わるような動作はありますか？

A さん：いいえ，特にありません《**O**》②．

M　氏：昨日の夜，寝ている時に上腕部が圧迫されたようなことはありませんでしたか？

A さん：いいえ，特にありません《**O**》②．

［橈骨神経が上腕部で圧迫を受けるようなことがなかったか確認しています．］

➤M 氏は，さらに“重点的質問”を重ねます．

M　氏：最近，前腕部が疲れたりするようなことはありませんでしたか？

A さん：そういえば，最近仕事が忙しくて，腕が疲れて張っていると感じることがありました《**O**》③．

M　氏：前腕部が圧迫を受けるようなことはありましたか．

— **OPQRST 3** —　下線は，さらに追加された情報です．

発症様式：O	①②上腕部に圧迫が加わるようなことはなかった． ③前腕部が疲れて張っていると感じることがあった． ④前腕部に圧迫が加わるようなことはなかった．
増悪・寛解因子：P	①②
症状の性質・程度：Q	①②③
部位・放散の有無：R	①
随伴症状：S	①
症状の時間経過：T	①②
感情/既往歴	①/①

Aさん：それはなかったと思います《**O**》④.

⇒新しい情報を加えて OPQRST を更新（**OPQRST3**）し，特徴ある医学情報を抽出します.

特徴ある情報 3

特徴ある情報 1
特徴ある情報 2　＋最近，前腕が疲れて張っていると感じる.

ドライバーを回す作業は前腕の回内・回外を繰り返す作業と考えられます．上腕部に圧迫の既往がなかったこと，手関節の伸展が可能であることから，橈骨神経高位麻痺は否定されます．指の伸展ができないことは，指伸筋が働いていないと考えられ，橈骨神経低位麻痺（後骨間神経麻痺）の可能性が考えられます.

➤M 氏は，検証の裏づけとなる徒手検査を行います.

ステップ 5　身体所見・徒手検査

- 上腕二頭筋反射，上腕三頭筋反射，腕橈骨筋腱反射は左右ともに正常

《頚椎症性神経根症と胸郭出口症候群の確認が曖昧であった場合》

- ジャクソンテスト
- スパーリングテスト
- アドソンテスト
- ライトテスト
- ルーステスト
- エデンテスト

深部腱反射は，神経障害の有無を確認するために必ず行いましょう．腱反射が亢進していた場合，中枢性神経障害を疑います．また減弱・消失していた場合は神経根障害を疑う必要があります.

A さんは，医療面接から頚部の動きによる上肢の痛みやしびれの出現がなかったため，神経根障害でないと判断しましたが，さらに腱反射が正常であったことからも神経根障害は除外していいと判断します.

⇒ここで Type 2 プロセスにより，これまでの医療面接・徒手検査の結果を振り返ります.

——症例 4 （ステップ 1〜5） の振り返り

●（ステップ 1） 医学情報の整理

① 55 歳男性．今朝，指の伸展が不能となった．痛みやしびれはない．他動運動による指の伸展は可能．

②頚部や肩関節の運動に連動する手指部の疼痛やしびれはない．

③最近，前腕部が疲れて張っていると感じる．

●（ステップ 2） 診断仮説の設定と （ステップ 3） 順位づけ（①②③④）

（ステップ 2） （ステップ 3）	○よくある〜可能性が高い疾患･病態		○見逃してはいけない疾患・病態
	橈骨神経高位麻痺	②	中枢神経障害
	頚椎症性神経根症	③	
	橈骨神経低位麻痺 （後骨間神経麻痺）	①	
	胸郭出口症候群	④	

（ステップ 4） 診断仮説の検証

✓首の動きと手指の症状が連動するか？　→　頚椎症性神経根症の確認

✓手を上にあげて症状が悪化するか？　→　胸郭出口症候群の確認

✓上腕部に圧迫を受けるようなことがあったか？　→　橈骨神経高位麻痺の確認

（ステップ 5） 身体所見・徒手検査

正常または陰性
・上腕二頭筋反射 ・上腕三頭筋反射 ・腕橈骨筋腱反射

⇒振り返りにより判断エラーがないことを確認したので［ステップ 6］に進みます．

（ステップ 6） 鑑別疾患の分類と最終鑑別

橈骨神経低位麻痺（後骨間神経麻痺）は，回外筋入口部のフローゼ（Frohse）アーケードと呼ばれる部分において，橈骨神経の深枝である後骨間神経が圧迫されるもので，外傷や回内・回外の反復動作によって発症します[1)]．指伸筋が麻痺するためにMP関節以下の指の伸展が不能（下垂指）となりますが，長・短橈側手根伸筋への神経は正常なため，手関節の伸展は可能です．また後骨間神経は運動枝のため感覚障害がみられないのが特徴です．

橈骨神経高位麻痺は上腕骨骨幹部骨折や上腕部の圧迫により発症します．特徴的な症状は手関節の伸展不能（下垂手）と橈骨神経領域の感覚障害です．高位麻痺と低位麻痺の鑑別としては，手関節の運動が可能か否かという点と，感覚障害の有無になります．

頚椎症性神経根症や胸郭出口症候群でも橈骨神経麻痺の可能性はありますが，一般的には腱反射が減弱します．これらの疾患を疑う場合にはスパーリングテストやアドソンテストなどを行い鑑別します．なお，腱反射に亢進が見られた場合には中枢神経障害を疑い，医師へ紹介する必要があります．

	柔道整復術の適応（医師との連携を含む）	**柔道整復術の不適応**
よくある疾患	橈骨神経低位麻痺（後骨間神経麻痺） 橈骨神経高位麻痺 頚椎症性神経根症 胸郭出口症候群	中枢神経障害
重症度の高い疾患	頚椎症性神経根症 胸郭出口症候群	

➤M氏は，臨床推論の結果として，Aさんの症状の原因は，橈骨神経低位麻痺（後骨間神経麻痺）と最終鑑別しました．

参考文献

1）松村譲兒ほか：病気がみえる vol.11 運動器・整形外科．メディックメディア，2017：294.
2）内西兼一郎ほか：末梢神経損傷診療マニュアル．金原出版，1991：106-112.

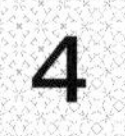

4　股関節や大腿部の痛み

この章では股関節や大腿部の痛みを訴える患者さんの臨床推論を考えてみましょう.

症例 1　ちょっとの時間でも立っているのが辛い…

右股関節の痛みで T 接骨院に来院した初診の患者さん.

予診票より

Aさん：女性　45 歳　小学校教員 [既往歴] 先天性股関節脱臼 [アレルギー歴] [服薬歴] [家族歴] 特記事項なし

[A さんは待合室の椅子から立ち上がる際に痛そうにしています．診察室に入る際に，跛行がみられ，歩くペースがゆっくりです．表情から痛みに耐えている様子が感じられます．体型は少し肥満傾向です．体温は診察前の測定で 36.1 度です.]

ステップ 1　情報収集による問題把握

⇒医療面接で OPQRST を意識し，主訴を明確にします.

医療面接

M　氏：おはようございます．施術を担当します M です．お名前は A さんでよろしいでしょうか？

Aさん：はい．よろしくお願いします.

M　氏：よろしくお願いします．先ほどは歩くのも辛そうでしたが，今，座っている状態では痛みは大丈夫ですか？

Aさん：はい．座っているのは大丈夫です《P》①.

[表情や発声から歩行時と比較して疼痛のレベルは下がっている様子です．疼痛に耐えている感じはありません．このことから，安静時痛はないか，あっても軽度と考えられます．]

M　氏：それでは症状がいつから始まったのか，またその経過について詳しいお話を聞かせて下さい．

Aさん：今日の朝起きてから，立ち上がる時《O》①《P》②に右脚の付け根《R》①に痛みがありました《T》①．それから，歩くのも《O》②《P》③，ちょっと立っているのも《O》③《P》④辛くなりました．ここまでひどい痛みが出たのは初めて《Q》①で，仕事に支障をきたしそうで心配になっています **[感情]**①．

（右股関節前面（鼠径部）《R》①をさすりながら，話をされています．）

[痛みを訴えている患者さんの場合，実際の症状すべてを含めて「痛み」と表現している場合があります．]

M　氏：なるほど．それはお辛いですね．痛むところは触られた場所ですか？

Aさん：はい，そうです《R》①．

M　氏：わかりました．脚の付け根の痛みはどのような感じですか？

[症状の性質を確認するため，具体的に質問しています．]

Aさん：ズキッと響く痛み《Q》②です．

M　氏：ズキッと響く痛みなんですね．足が冷たくなったり，しびれたような感じはありますか？

Aさん：いいえ，ありません《S》①．

M　氏：痛くなる原因に思い当たることはありませんか？

Aさん：小学校で教員をしています．昨日，学校のマラソン大会があり，後方を走る児童に付き添いをしたので，そんなに速いペースではないですが走りました．その後から今日ほどではないですが，歩くのにも少し痛かった《Q》③《T》②です．

M　氏：その際に転んだり，ぶつけたりなどしていませんか？

[外傷の有無を確認するために，具体的に質問しています．]

Aさん：そういったことはありませんでした《O》④．

M　氏：先ほど，ここまでひどい痛みが出たのは初めてと，お話されていましたが，最初に脚の付け根に痛みが出始めたのはいつですか？

Aさん：だいたい2年前《T》③ です．

M　氏：2年前からの痛みについて思い当たることを教えてください．

Aさん：はい．はじめは気がつくと少し痛む程度でした．頻度は月に1~2度で，休むと落ち着きました《T》③．そういえば，最近は痛みの間隔が短くなってきた気がします《T》④．

— OPQRST 1 —

発症様式：O	①立ち上がる時 ②歩く時 ③立っている時 ④転んだり，ぶつけたりなど，外傷を示すエピソードはない．
増悪・寛解因子：P	①座っているのは大丈夫である． ②立ち上がると痛い． ③歩くのが辛い． ④立っているのが辛い．
症状の性質・程度：Q	①ここまで痛いのは初めてである． ②今日はズキッと響く痛みがある． ③昨日の痛みは今日の痛みほどではない． ④2年前は，脚の付け根やお尻が全体的に重いような痛み． ⑤普段は，たまに腰や左膝が痛い時があり，重だるい感じであった．
部位・放散の有無：R	①今日は右脚の付け根（鼠径部）が痛い．患者さんが触れている部位（右股関節前面）である． ②2年前は脚の付け根やお尻にみられる全体的な痛み． ③普段はたまに腰や左膝が痛いときもある．
随伴症状：S	①足が冷たくなったり，しびれたような感じはない． ②今日は脚の付け根の痛みがひどく，他に痛むところはない．
症状の時間経過：T	①今日の朝起きてからの痛みはこれまでの痛みよりひどい． ②昨日，仕事でそんなに速いペースではないが走った．その後に，少し痛みがあった． ③2年前から痛みが出始めている．はじめは月に1~2度くらいの頻度で，気がつくと少し痛む程度であった．その痛みも休むと落ち着く． ④最近痛みの間隔が短くなってきた．
感情	①ひどい痛みで仕事に支障をきたしそうで心配．
解釈	①痛みは体重が増えたせい．
生活歴	①ストレスからの過食で体重が増えた．

［神経障害や血行障害などによる痛みではないようです．］

M 氏：そうだったんですね．その痛みはズキッと響く痛みでしたか？

Aさん：いいえ，今回のような痛みではありませんでした．脚の付け根やお尻が全体的に《**R**》② 重いような，鈍い痛み《**Q**》④ でした．

M 氏：今回とは痛みの感じ方に違いがあるんですね．他に痛みが出るところはありますか？

Aさん：今は，脚の付け根の痛みがひどいので気にならない《**S**》② ですが，普段はたまに腰や左膝《**R**》③ が痛い時もありました．最近，仕事のストレスのせいか過食になってしまって体重が増えたんです **[生活歴]**①．そのせいかなとも思うのですが… **[解釈]**①．

M 氏：わかりました．腰や膝の痛みはどのような感じですか？

Aさん：重だるい感じ《**Q**》⑤ です．

⇒医療面接で得られた情報から，OPQRST を明確にします：**OPQRST1.**

⇒ OPQRST から，患者さんの臨床問題を要約します．

臨床問題の要約

Aさん：女性　45 歳　小学校教員　体型は少し肥満傾向

【主　訴】右股関節の痛み

【現病歴】右股関節の痛みは 2 年前から出始めており，痛みは軽度で，頻度は月に 1~2 度であった．最近痛みの間隔が短くなってきており，昨日も走った後に右股関節部に痛みがあったが今日ほどではなかった．今朝は動作開始（立ち上がる，歩行開始）や荷重（歩行，立位）時に右股関節（鼠径）部に痛みが出現した．痛みはこれまでの重いような痛みから今日はズキッと響く痛みに変化している．普段は，腰や左膝が痛むときもあるが，今日は右股関節部の痛みが気になっている．最近，体重が増えた．

特徴ある情報 1

45 歳　女性

肥満傾向で，最近，体重が増加．

右股関節の痛みは 2 年前に発症．痛みを感じる頻度は月に 1~2 度であったが，最近間隔が短くなってきた．今朝は初動時や荷重時に痛みが出現し，重いような痛みからズキッと響く痛みに変化している．

⇒臨床問題の要約から，特徴ある医学情報を抽出します：**特徴ある情報 1.**

⇒臨床問題の把握ができたら，［ステップ 2］に進みます.

ステップ 2　診断仮説の設定

⇒情報を基に，診断仮説をたてます.

主訴の右股関節の痛みは今朝から急に出現しています．ただ，症状の時間経過を辿ると 2 年前から少しずつ症状が悪化し，前日に仕事で負担をかけていることや，年齢を考慮すると，組織の変性や繰り返しの動作による痛みと考えられます.

強直性脊椎炎は 10～20 歳代に発症し，男性に多く，股関節も好発部位ですが，仙腸関節炎が主であるため可能性は低くなります.

転位性腫瘍，骨盤・大腿骨腫瘍性疾患は坐位で荷重がかからなければ，疼痛軽減していることから安静時痛はないと考えられ，転位性腫瘍，骨盤・大腿骨腫瘍性疾患の可能性は低くなります．見逃してはいけない疾患・病態であるため，疑う場合はさらに全身倦怠感や体重減少などの全身症状を確認します.

大腿骨近位端部骨折は外傷のエピソードのないこと，歩行は可能であることから，また，化膿性股関節炎，結核性股関節炎などの感染性関節炎は，体温が平熱であること，安静時痛がないことから，可能性は低くなります．ただし，結核性股関節炎は微熱であり，炎症所見が乏しいことがあるので注意する必要があります.

関節リウマチ（股関節）は年齢や性別から候補にあがりますが，手指に症状の訴えがなかったため，可能性が下がります．見逃してはいけない疾患・病態であるため，疑う場合は特徴的な症状である朝の手のこわばりの有無を確認します.

腰部椎間板ヘルニア（坐骨神経痛，大腿神経痛），腰部脊柱管狭窄症（坐骨神経痛，大腿神経痛），梨状筋症候群，外側大腿皮神経痛などの末梢神経障害は，しびれがないことから，可能性は低くなります.

急速破壊性股関節症は 70 歳以上の高齢女性に起こることがあり，発症から 1 年以内に急激に関節破壊が進行します．患者さんは 45 歳であり，2 年前から痛みが出ていることから急速破壊性股関節症の可能性は低くなります.

➤M氏は，診断仮説を作成しました.

診断仮説 1	○よくある疾患・病態	○見逃してはいけない疾患・病態
	変形性股関節症 弾発股（ばね股） 大腿骨臼蓋インピンジメント（FAI）	大腿骨頭壊死症

⇒次に診断仮説について可能性の高さにより順位づけを行います．

ステップ 3　診断仮説の順位づけ

診断仮説 2	○可能性が高い疾患・病態
	①変形性股関節症　②大腿骨臼蓋インピンジメント（FAI）　③弾発股（ばね股）　④大腿骨頭壊死症

患者さんの性別，年齢や痛みの出る部位と状況から変形性股関節症と大腿骨寛骨臼インピンジメント（FAI）を上位にもっていきました．

⇒診断仮説がそろい，順位づけできたので，つぎは診断仮説の検証です．

ステップ 4　診断仮説の検証

➤M 氏は，診断仮説の絞り込みをするために“重点的質問”をしていきます．

医療面接

M　氏：予診票に先天性股関節脱臼とありますね．先天性股関節脱臼についてご存じのことを教えてください．

[二次性変形性股関節症を確認します．]

A さん：はい．母からそう聞いているため書きました．これまで思いあたることはありません **[既往歴]**①．

M　氏：病院で確認はされていますか？

A さん：いいえ，していないです．

M　氏：普段，飲まれているお薬はありますか？

A さん：ないですね **[生活歴]**②．私はあまり薬に頼るのが好きじゃないです．

M　氏：そうなんですね．普段からアルコールはよく飲まれますか？

[大腿骨頭壊死を確認します．]

Aさん：アルコールは強くないのであまり飲みません **[生活歴]**③．

M　氏：これまでに脚をケガされたことはありますか？

Aさん：いいえ，ありません **[既往歴]**②．

⇒新しい情報を加えてOPQRSTを更新し，特徴ある医学情報を抽出します．

— OPQRST 2 —　下線が追加された情報です．

発症様式：O	①②③④
増悪・寛解因子：P	①②③④
症状の性質・程度：Q	①②③④⑤
部位・放散の有無：R	①②③
随伴症状：S	①②
症状の時間経過：T	①②③④
既往歴	①先天性股関節脱臼（発育性股関節形成不全症）の既往がある． ②脚のケガはしたことはない．
感情/解釈	①/①
生活歴	①②薬の服用歴（副腎皮質ステロイド）はない． ③アルコールの多飲歴はない．

新しい情報のもと，SQを用いてAさんの情報をまとめ直しましょう．

特徴ある情報2

特徴ある情報1 ＋ 先天性股関節脱臼（発育性股関節形成不全症）の既往がある．
副腎皮質ステロイドの服用歴，アルコールの多飲歴はない．

解説・ヒント

先天性股関節脱臼（発育性股関節形成不全症）の既往があると，二次性の変形性股関節症の可能性が高くなります．患者は現在病院で確認はしていないようですが，先天性股関節脱臼の既往があると親から聞いているとなると，年齢的に二次性股関節症の可能性は高くなります．

大腿骨頭壊死症は，特発性と症候性に分類されます．特発性はステロイドによるステロイド性やアルコール愛飲歴によるアルコール性，また誘因のない特発性に分類されます．症候性は外傷や放射線によるもの，また潜函病によるものがあります．患者は副腎皮質ステロイドの服用歴，アルコールの多飲歴がなく，また外傷の既往歴等もないことから大腿骨頭壊死症の可能性は低いと考えられます.

➤M氏は，変形性股関節症，大腿骨臼蓋インピンジメント（FAI），弾発股（ばね股）を念頭に置きながら，痛みの部位を確実にするため質問を絞ります.

M 氏：しゃがみこむなど，股関節を繰り返し深く曲げることはありましたか？ また，しゃがみ込むときだけ痛かったというようなことはありましたか？《P》⑤

[大腿骨臼蓋インピンジメント（FAI）を確認します.]

Aさん：いいえ．特にそのようなことはありませんでしたが，股関節の痛みがあって動きが悪いせいか，今はしゃがみ込んだりはしたくないです.

M 氏：股関節の運動に伴ってパキンと音が聞こえたり，弾けるような動きを感じたりしませんか？《S》③

[弾発股を確認します.]

Aさん：いいえ．特にありません.

⇒新しい情報を加えてOPQRSTを更新し，特徴ある医学情報を抽出します.

— **OPQRST 3** — 下線は，さらに追加された情報です.

発症様式：O	①②③④
増悪・寛解因子：P	①②③④⑤しゃがみ込みで痛くなることはない.
症状の性質・程度：Q	①②③④⑤
部位・放散の有無：R	①②③
随伴症状：S	①②③股関節の運動でパキンと音がなることはない.
症状の時間経過：T	①②③④
既往歴	①②
感情/解釈	①/①
生活歴	①②③

特徴ある情報3

特徴ある情報1 ＋ 特徴ある情報2

しゃがみ込み動作での痛みはない.

股関節の運動による弾発現象やクリック音はない.

➤M氏は，検証の裏づけとなる徒手検査を行います.

ステップ 5 身体所見・徒手検査

医療面接では腰の痛みやしびれを訴えてはいませんでしたが，股関節の痛みは

●トレンデレンブルグ徴候陽性 ●パトリックテスト陽性 ●トーマステスト陽性 ●クアドラント検査陽性	●股関節の可動域（屈曲 100 度・外転 35 度・外旋 35 度・内旋 10 度） ●脚長差あり（患側が短い）
《坐骨神経痛の確認が曖昧であった場合》	
● SLR テスト陰性	●ケンプテスト陰性
《大腿神経痛の確認が曖昧であった場合》	
● FNS テスト陰性	
《強直性脊椎炎の確認が曖昧であった場合》	
●ニュートンテスト陰性	

腰部疾患から放散されて出る場合があります．SLR テスト，ケンプ（Kemp）テスト，FNS テスト，ニュートン（Newton）テスト陰性から腰部疾患は除外していいと判断します．トレンデレンブルグ（Trendelenburg）徴候，パトリック（Patrick）テスト，トーマス（Thomas）テストが陽性，また股関節の可動域が低下，脚長差があることを考えると，股関節自体に問題があり関節が変形していることで可動域が低下し，結果的に筋萎縮が起きていると判断できます．クアドラント検査陽性であるのは，関節部が変形していることが原因であると推測できます．

⇒ここで Type 2 プロセスにより，これまでの医療面接・徒手検査の結果を振り返ります．

――症例 1 （ステップ 1〜5） の振り返り――

●（ステップ 1） 医学情報の整理

①45 歳女性．肥満傾向で，最近，体重が増加．右股関節の痛みは 2 年前に発症．痛みを感じる頻度は月に 1〜2 度であったが，最近，間隔が短くなってきた．今朝は初動時や荷重時に痛みが出現し，重いような痛みからズキッと響く痛みに変化している．

②先天性股関節脱臼（発育性股関節形成不全）の既往がある．副腎皮質ステロイドの服用歴，アルコール多飲歴はない．

③しゃがみ込み動作での痛みはない．股関節運動による弾発減少やクリック音はない．

●（ステップ 2）診断仮説の設定と（ステップ 3）順位づけ（①②③④）

（ステップ 2） （ステップ 3）	○よくある～可能性が高い疾患·病態	○見逃してはいけない疾患・病態
	変形性股関節症 ① 弾発股（ばね股） ③ 大腿骨臼蓋インピンジメント（FAI） ②	大腿骨頭壊死症 ④

（ステップ 4）診断仮説の検証

✓転倒や外傷のエピソードの既往はあるか？　→　大腿骨近位端部骨折の確認
✓安静時痛はあるか？　→　感染性疾患，腫瘍疾患の確認
✓発熱はあるか？　→　感染性疾患の確認
✓左右対称性の朝の手のこわばりや，手指などの他の関節の症状があるか？
→　関節リウマチの確認
✓副腎皮質ステロイドの服用歴，アルコールの多飲歴があるか？
→　大腿骨頭壊死の確認
✓しゃがみ込み動作で痛みがあるか？→　大腿骨臼蓋インピンジメント(FAI)の確認
✓股関節の運動に伴ってパキンと音がなるか？→　弾発股（ばね股）の確認

（ステップ 5）身体所見・徒手検査

陽　性	正常または陰性
・トレンデレンブルグ徴候 ・パトリックテスト ・トーマステスト ・クアドラント検査	・SLR テスト ・ケンプテスト ・FNS テスト ・ニュートンテスト

⇒振り返りにより判断エラーがないことを確認したので[ステップ 6]に進みます.

（ステップ 6）鑑別疾患の分類と最終鑑別

まず，筋腱の炎症や非感染性滑液包炎の場合は柔道整復術の適応となりますが，感染性疾患の場合は医師へ紹介する必要があることを念頭に置く必要があります.

股関節は重要な関節であり，痛みが直接的に ADL に関係してきます．よって荷重痛や運動痛が強く ADL に問題が生じるようであれば病態を明確にするため

医師へ紹介し治療方針を決め，その結果，柔道整復術が適応される場合は医師と治癒目標を共有し，連携をとりながら施術をしていきます．

	柔道整復術の適応（医師との連携を含む）	**柔道整復術の不適応**
よくある疾患	変形性股関節症 大腿骨臼蓋インピンジメント 弾発股（ばね股）	
重症度の高い疾患	変形性股関節症 大腿骨臼蓋インピンジメント 弾発股（ばね股）	大腿骨頭壊死症

➤M 氏は，臨床推論の結果として，M さんの痛みの原因は，変形性股関節症と最終鑑別しました．

参考文献

1）中村利孝，松野丈夫：標準整形外科学　第 13 版．医学書院，2016：107,612-625.
2）菊地臣一：運動器の痛みプライマリケア　股関節の痛み．南江堂，2011：60-64, 67-70，191-193.
3）工藤慎太郎：運動機能障害の「なぜ？」がわかる評価戦略．医学書院，198-211.

症例 2　靴下をはくときに太ももが痛い…

左大腿部の痛みで T 接骨院に来院した初診の患者さん．

予診票より

Aさん：男性　20 歳　大学生　サッカー部
[既往歴] [アレルギー歴] [服薬歴] [家族歴] 特記事項なし

[A さんは待合室から診察室に入る際に，脚をかばいながら歩行しているのが確認できます．]

ステップ 1　情報収集による問題把握

⇒医療面接で OPQRST を意識し，主訴を明確にします．

医療面接

M　氏：こんにちは．施術を担当しますＭです．お名前はＡさんでよろしいでしょうか？

Aさん：はい．

M　氏：今日は左の太ももの痛みでいらっしゃったのですね．詳しいお話を聞かせて下さい．

Aさん：えっと，3週前の日曜日に，サッカーの試合で，相手選手の膝が左の太ももに入ってやられました《**O**》①．1週間くらい安静にしていれば良くなると思ったんですけど［**解釈**］①，あまりよくならないので来ました．

（左の大腿部中央前面部《**R**》①をさすりながら，話をされています．）

M　氏：3週間前の日曜日に，左の太ももをケガされたんですね．相手の膝が入った場所は今触られた太ももの前ですか？

Aさん：はい．この場所です《**R**》①．

（左の大腿部中央前面部《**R**》①を手で触っています．）

M　氏：わかりました．3週間前にケガをされた時，どのような症状だったのか教えて下さい．

Aさん：はじめはめちゃくちゃ痛かったです．熱をもっていて，腫れて《**T**》①いました．

M　氏：それは大変でしたね．今の症状はどうですか？

Aさん：今は落ち着いた《**T**》②けど，突っ張った感じ《**Q**》①がします．あと靴下をはく時，膝を曲げるのが痛い《**P**》①です．

M　氏：突っ張った感じがあり，膝を曲げる時に痛みが出るんですね．他にはどのような時に痛みがでますか？

Aさん：ん～，階段を上り下りする時《**P**》②も痛いです．

M　氏：わかりました．ケガをした時に，何か処置をしたり，医療機関へ行きましたか？

Aさん：休めば治ると思っていて［**解釈**］②，特別何もしなかったです．医療機関へも行ってない《**T**》③です．やっぱり，良くなかったですよ

ね！ **[感情]**①

M　氏：そうかもしれないですね．ケガをした時は応急処置が大切ですからね．左の太もも以外で痛い場所はありますか？

Aさん：ありません《**S**》①．

M　氏：脚にしびれや冷たい感じはありますか？

Aさん：ありません《**S**》②．

⇒医療面接で得られた情報から，OPQRST を明確にします．

— OPQRST 1 —

発症様式：O	① 3 週前，サッカーの試合で，相手の膝が左の太ももを強打し受傷する．
増悪・寛解因子：P	①靴下をはく時，膝を曲げるのが痛い． ②階段の上り下りで痛い．
症状の性質・程度：Q	①突っ張った感じがする．
部位・放散の有無：R	①左の大腿部中央前面部に症状を有する．
随伴症状：S	①左の大腿部中央前面部以外に痛みはない． ②脚にしびれや冷たい感じはない．
症状の時間経過：T	①はじめはめちゃくちゃ痛く，熱をもっていて，腫れていた． ②今は落ち着いた． ③受傷時，処置は行っていない．また医療機関へ受診していない．
解釈	①② 1 週間くらい安静にして休めば治ると思っていた．
感情	①医療機関へ行ってないのは良くなかった．

[神経障害や血行障害などによる痛みではないようです．]

⇒ OPQRST から，患者さんの臨床問題を要約します．

臨床問題の要約

Aさん：男性　20 歳　大学生　サッカー部

【主　訴】左大腿部の痛み

【現病歴】3 週間前，サッカーで相手の膝と接触し，大腿部前面を強打して受傷する．受傷時は疼痛が著明で，熱感，腫脹もあったが，症状は落ち着いてきた．現在の症状は突っ張った感じがあり，靴下をはく時の膝を曲げる動作や階段の上り下りで痛みがある．他に痛みの出ているところはない．処置は行っていない．また医療機関へ受診していない．

⇒臨床問題の要約から，特徴ある医学情報を抽出します.

特徴ある情報 1

20 歳　男性

3 週間前にサッカーで相手の膝と接触し大腿部前面を強打して受傷．受傷時，疼痛は著明．熱感，腫脹があったが，現在症状は軽減している．膝の屈曲や階段昇降時に疼痛が出現．医療機関への受診なし.

⇒臨床問題の把握ができたら，［ステップ 2］に進みます.

ステップ 2　診断仮説の設定

⇒情報を基に，診断仮説をたてます.

主訴である左大腿部の痛みは 3 週間前の外傷により発生しています．痛みは両側性でなく，しびれや冷たくなる症状もないため，神経性疾患や血行障害の可能性は低くなります．大腿部の肉ばなれは，よくある疾患・病態であるが，介達外力で発生し，受傷機転が異なるため，可能性は低いと考えます．同様に，筋痛（遅発性筋痛を含む）と筋痙攣も診断仮説から除きます．股関節や腰椎の疾患から，大腿部の痛みを訴える場合がありますが，受傷機転がはっきりしていること，外傷を受けた部分の他に疼痛の訴えがないことから，こちらも診断仮説から外します．疑われる場合は，他の検査を行います.

➤M氏は，診断仮説を作成しました.

診断仮説 1	○よくある疾患・病態	○見逃してはいけない疾患・病態
	大腿部の筋打撲	異所性骨化（外傷後骨化性筋炎） 大腿部骨幹部骨折（疲労骨折の病態を含む） 腫瘍（骨肉腫） 感染症（蜂窩織炎）

⇒次に診断仮説について可能性の高さにより順位づけを行います.

ステップ 3　診断仮説の順位づけ

患者さんの訴える痛みの部位が大腿部の前面であること，受傷機転が直達外力であることから，大腿四頭筋の打撲が考えられ，診断仮説の上位に持っていきま

診断仮説 2	○可能性が高い疾患・病態 ①大腿四頭筋打撲　②異所性骨化（外傷後骨化性筋炎）　③腫瘍（骨肉腫）　④感染症（蜂窩織炎）　⑤大腿骨骨幹部疲労骨折

す．症状が長期化していることや，受傷後の処置が適切に行われていないことから，異所性骨化を合併している可能性があるため，こちらも診断仮説の上位に持っていきます．感染症（蜂窩織炎），腫瘍（骨肉腫）は明らかな外傷の既往とは関係がないため，可能性は低いですが，見逃してはいけない疾患・病態であるので，仮説の下位に残します．急性外傷の大腿骨骨幹部骨折である場合，歩行は困難であるため，患者さんの症状とは異なります．受傷前に疲労骨折であったか確認します．

⇒診断仮説がそろい，順位づけできたので，つぎは診断仮説の検証です．

ステップ 4　診断仮説の検証

➤M 氏は，診断仮説の絞り込みをするために“重点的質問”をしていきます．

医療面接

M　氏：ケガしてから体調が優れない時や熱っぽさはありませんでしたか？

［体調や発熱の有無を聞き，感染症（蜂窩織炎）を確認しています．］

A さん：そういった感じはありませんでした《S》③．

M　氏：じっとしている時は痛いですか？

［安静時痛の有無を聞き，腫瘍（骨肉腫）と感染症（蜂窩織炎）を確認しています．］

A さん：ケガした後は痛かったです《T》④が，今は痛くないです《Q》②．

M　氏：ケガをする前に同じ場所が痛むことはありましたか？

［受傷前の疼痛の有無を確認し，大腿骨骨幹部疲労骨折を確認しています．］

A さん：ありません《T》⑤．

M　氏：今までに同じ場所をケガしたことはありませんでしたか **［既往歴］**①．

A さん：そういえば，2 か月前に同じ場所をケガしました．その時は 1 週間くらいで治ったんですけどね．

⇒新しい情報を加えて OPQRST を更新し，特徴ある医学情報を抽出します．

— OPQRST 2 —　下線が追加された情報です.

発症様式：O	①
増悪・寛解因子：P	①②
症状の性質・程度：Q	①②今はじっとしている時は痛くない.
部位・放散の有無：R	①
随伴症状：S	①②③体調は問題なく，発熱はない.
症状の時間経過：T	①②③ ④ケガをした時はじっとしていても痛かった. ⑤ケガをする前に痛みはない.
解釈/感情	①②/①
既往歴	① 2 か月前にも同じ部位をケガしたことがある．その時は 1 週間くらいで治った.

特徴ある情報 2

特徴ある情報 1 ＋ 体調に問題なく，発熱や安静時痛はない.

＋ 今回は再受傷で 2 か月前に同部位に同じ負傷（打撲）の既往がある.

解説・ヒント

体調不良や発熱を訴えた場合，感染症（蜂窩織炎）の可能性が考えられます．感染症で代表的な蜂窩織炎は，局所症状に境界不明瞭な発赤と腫脹，熱感，安静時痛や圧痛を有し，全身症状に頭痛，悪寒・発熱，関節痛などを認めます．体調には問題なく，発熱や安静時痛がないため感染の可能性は低くなったと考えます．疼痛部の周囲に傷の痕をみる場合もあるため，身体所見を行う際に確認します.

安静時痛を訴えた場合は，腫瘍（骨肉腫）や感染症（蜂窩織炎）を考えます．代表的な腫瘍である骨肉腫との鑑別は重要になります．骨肉腫の疼痛は持続し，腫脹も次第に増大します．患者さんは症状が次第に落ち着き，今は安静時痛がないため，骨肉腫の可能性は低いと考えます.

受傷前に痛みがなかったため，大腿骨骨幹部疲労骨折が受傷前にあった可能性は低いと考えます．大腿骨骨幹部疲労骨折は反復外力が関係し，大腿骨がストレスに対応できず発生します．疑われる場合は，練習量や頻度を聴取し，オーバーユースがあったかを確認します．医療面接の中で患者さんの回答が曖昧であった場合は，面接後に身体所見の確認や徒手検査が必要になります.

中程度以上の筋打撲の者が再受傷した場合は，異所性骨化の危険因子とされています．2か月前の症状は1週間で落ち着いたことから，損傷は軽度であり，再受傷まで期間も開いているため，関係ないかもしれませんが，医療面接時に聴取しておきたい内容です．

➤M氏は，異所性骨化を合併しているかを念頭に置きながら，痛みの部位を確実にするため質問を絞ります．

M　氏：左の太ももを押した感じはどうですか？

Aさん：押すと痛みがあります《Q》③.

M　氏：座ったままでいいので，膝はどれくらい曲がりますか？　片方ずつ，両脚見せて下さい．

Aさん：左脚はこれくらいで，突っ張ってしまいます《Q》④.

［健側比で膝関節の屈曲制限が確認できます.］

M　氏：わかりました．詳しく患部を見ていきます．ベッドに仰向けになって横になって下さい．

Aさん：はい，お願いします．

⇒新しい情報を加えてOPQRSTを更新し，特徴ある医学情報を抽出します．

— OPQRST 3 —　下線は，さらに追加された情報です．

発症様式：O	①
増悪・寛解因子：P	①②
症状の性質・程度：Q	①②③圧痛がある． ④膝関節の屈曲制限がある．
部位・放散の有無：R	①
随伴症状：S	①②③
症状の時間経過：T	①②③④⑤
解釈/感情	①②/①
既往歴	①

特徴ある情報3

特徴ある情報1
特徴ある情報2
＋患部の圧痛，膝関節の屈曲制限を認める．

➤M氏は，検証の裏づけとなる身体所見の確認と徒手検査を行います．

ステップ 5 身体所見・徒手検査

- 大腿部中央前面部の腫脹
- 大腿部中央部の圧痛
- 大腿部中央前面部に腫瘤状の硬結を触知
- 膝関節の屈曲制限
- 尻上がり現象陰性
- 他動的伸展痛
- 抵抗運動痛（MMT の低下）

《大腿骨骨幹部疲労骨折の確認が曖昧であった場合》

- fulcrum テスト

《腰椎疾患（腰椎椎間板ヘルニアなどによる大腿神経痛）の確認が曖昧であった場合》

- FNS テスト

《股関節疾患の確認が曖昧であった場合》

- パトリックテスト

⇒ここで Type 2 プロセスにより，これまでの医療面接・徒手検査の結果を振り返ります．

――症例2 ステップ 1～5 の振り返り――

● ステップ 1 医学情報の整理

①20 歳男性．3 週間前にサッカーで相手の膝と接触し大腿部前面を強打して受傷．受傷時，疼痛は著明．熱感，腫脹があったが，医療機関への受診なし．現在の症状は軽減している．膝の屈曲や階段昇降時に疼痛が出現．

②体調に問題なく，発熱や安静時痛はない．今回は再受傷で，2 か月前に同部位に同じ負傷（打撲）の既往がある．

③患部の圧痛，膝関節の屈曲制限を認める．

● ステップ 2 診断仮説の設定と ステップ 3 順位づけ（①②③④⑤）

ステップ 2 ステップ 3	○よくある～可能性が高い疾患・病態	○見逃してはいけない疾患・病態
	大腿部の筋打撲 （大腿四頭筋打撲） ①	異所性骨化 （外傷後骨化性筋炎） ② 大腿部骨幹部骨折 （疲労骨折の病態を含む） ⑤ 感染症（蜂窩織炎） ④ 腫瘍（骨肉腫） ③

(ステップ 4) 診断仮説の検証

✓体調不良や発熱はあるか？　→　感染症（蜂窩織炎）の確認

✓安静時痛はあるか？　→　感染症（蜂窩織炎）と腫瘍（骨肉腫）の確認

✓受傷前に痛みはあったか？　→　大腿骨骨幹部疲労骨折の確認

✓再受傷であったか？　→　異所性骨化

(ステップ 5) 身体所見・徒手検査

陽　性	正常または陰性
・大腿部中央前面部の腫脹 ・大腿部中央部の圧痛 ・大腿部中央前面部に腫瘤状の硬結を触知 ・膝関節の屈曲制限 ・他動的伸展痛 ・抵抗運動痛（MMTの低下）	・尻上がり現象 ・fulcrum テスト ・FNS テスト ・パトリックテスト

⇒振り返りにより判断エラーがないことを確認したので[ステップ6]に進みます．

(ステップ 6) 鑑別疾患の分類と最終鑑別

外傷の既往がなく，大腿部の安静時痛を訴えた場合には感染症（蜂窩織炎）や腫瘍（骨肉腫）の可能性が考えられます．これらは見逃してはいけない疾患・病態であるため，疑わしい症状があれば医師へ紹介します．また，大腿部の痛みであっても股関節や腰部の疾患由来の痛みであることもあるため，医療面接，身体所見，徒手検査などで鑑別し，状況に応じて医療機関と連携を図る必要があります．

患者さんは，受傷機転が直達外力であり，疼痛部位は大腿部前面で，症状がはっきりしているため，比較的簡単に大腿四頭筋打撲の可能性を考えることができます．筋打撲の施術では，異所性骨化の発生を念頭に置くことが必要です．異所性骨化の発生には血腫が関与しています．重症な場合，適切な処置がされていない場合には，異所性骨化の発生リスクが高くなります．患者さんは，時間が経過しているにも関わらず，膝関節の屈曲制限があり，身体所見から，大腿部中央前面部の腫脹，圧痛，腫瘤状の硬結を触知したため，異所性骨化を合併していると判断しました．病態を確定するために，医師に紹介する必要があります．

	柔道整復術の適応（医師との連携を含む）	**柔道整復術の不適応**
よくある疾患	大腿四頭筋打撲	
重症度の高い疾　　患	異所性骨化（外傷後骨化性筋炎） 大腿骨骨幹部骨折（疲労骨折の病態を含む）	感染症(蜂窩織炎) 腫瘍（骨肉腫）

➤M 氏は，臨床推論の結果として，A さんの痛みの原因は，大腿四頭筋打撲後の異所性骨化と最終鑑別しました．

参考文献

1）越智隆弘，越智光夫：最新整形外科学大系 23　スポーツ傷害．中山書店，2007：260-266.
2）中村耕三，宗田大：整形外科臨床パサージュ 7　下肢のスポーツ外傷と障害．中山書店，2011：88，97，126-127，193-199.
3）医療情報科学研究所：病気がみえる vol.11　運動器・整形外科．メディックメディア，2017：444.

5　膝の痛み

症例 1　階段の昇降で膝が痛い…

右膝の痛みで M 接骨院に来院した初診の患者さん.

予診票より

Aさん：男性　14 歳　中学 2 年生　バスケットボール部所属
[既往歴] [アレルギー歴] [服薬歴] [家族歴] 特記事項なし

[A さんは待合室で膝を曲げ伸ばしする動作をしています. 待合室から診察室に入る際, 右膝を少々かばうような様子で歩行されています.]

ステップ 1　情報収集による問題把握

⇒医療面接で OPQRST を意識し, 主訴を明確にします.

医療面接

M　氏：こんにちは. 施術を担当します M です. お名前は A さんでよろしいでしょうか?

A さん：はい.

M　氏：今日は膝の痛みでいらっしゃったのですね. 詳しいお話を聞かせて下さい.

A さん：はい, 1 か月前から学校や駅の階段の昇り降りで膝が痛くて…《O》①, なかなか治らないので来ました《T》①.

M　氏：それは心配になりますね. どのようなときに特に痛みますか?

A さん：バスケットボールの練習中や試合中に右膝が痛くなり《O》② だんだん辛くなってきて, プレーを中断して休まないと, 痛くてどうしようもありません《Q》①. 1 か月後に近づいてきている全国中学校バスケットボール大会で，レギュラー出場できるか心配になっています**[感情]**①.

［痛みを訴えている患者さんの場合，実際の症状すべてを含めて「痛み」と表現している場合があります.］

M 氏：階段の昇り降り，またバスケットボールの練習中や試合中に痛くなるのですね．その他に痛みが出ることはありますか？ 日常生活に影響は出ていますか？

A さん：最近は，自宅でソファーから急に立ち上がろうとする**《O》**③ときに痛みが出ます．長時間同じ姿勢をしているせいかなと思っています**[解釈]**①．あと，最近は思うように練習ができないので，レギュラーから外されてしまうのではないかと不安で，常にイライラして声をかけてくれる妹や母親にきつくあたってしまっています **[影響]**①.

M 氏：そうですか，それは辛いですよね，よくわかりました．部活動だけでなく，ご家族や生活にも影響が出ているのですね．その痛みは具体的にどのような痛みですか？

［症状の性質を確認するため，具体的に質問していきます.］

A さん：ズキッとすると言うか，少し鋭い痛みがあってその後もしばらく強い痛みが残り**《Q》**② ます.

M 氏：鋭い痛みなのですね．その痛みが膝周囲に広がったりしますか？

A さん：はい，膝の上の方へ痛みが響くこともあります**《R》**①.

［筋，腱や関節の痛みなのか，神経障害や血行障害によるしびれを痛みとして表現しているのかを確認し，適切な医療用語 SQ に変換していきます.］

M 氏：膝の内側がしびれたような感じはありますか？

A さん：いいえ**《S》**①.

［随伴症状として神経障害や血行障害などの可能性を確認します.］

M 氏：では，右膝のどのあたりが痛いか指で指してもらってもよろしいですか？

［「膝が痛い」のように大まかに訴えてくる場合が多いため，患者さんが言っている「膝」が具体的にどこなのか，指で示させると明確になりやすい．部位を確かめ，適切な SQ に変換していきます.］

Aさん：はい，一番痛いのはここ《**R**》②です(**図 1**).

M　氏：膝の内側の部分が痛いのですね．他に痛みが出るところはありますか？

Aさん：いいえ，ありません《**S**》②.

［随伴症状の有無を確認します.］

⇒医療面接で得られた情報から，OPQRST を明確にします.

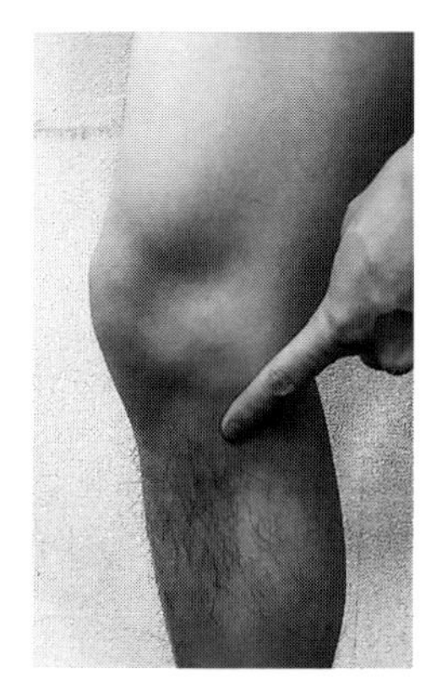

図 1

— OPQRST 1 —

発症様式：O	①階段の昇り降り. ②バスケットボールの練習や試合中. ③ソファーからの急な立ち上がり.
増悪・寛解因子：P	—
症状の性質・程度：Q	①バスケットボールの練習中は痛くてどうしようもない. ②ズキッと少し鋭い痛みがあってその後もしばらく強めの痛みが残る.
部位・放散の有無：R	①膝の内側上方にも痛みが広がることがある. ②膝の内側が痛い.
随伴症状：S	①脚がしびれたような感じはない. ②膝の内側以外に痛みはない.
症状の時間経過：T	①バスケットボールの練習中や試合中に右膝が痛くなってきて，1か月ほど前からだんだん酷くなってきている.
感情	①1か月後の大会にレギュラー選手として出場できるか心配している.
解釈	①立ち上がるときの痛みは，長時間同じ姿勢をとっていることが原因と思っている.
影響	①レギュラーから外れてしまうかもと不安で，常にイライラしている.

⇒ OPQRST から，患者さんの臨床問題を要約します：**臨床問題の要約**.

⇒特徴ある医学情報を臨床問題の要約から抽出します：**特徴ある情報 1**.

臨床問題の要約

Aさん：男性　14歳　中学2年生　バスケットボール部所属

【主　訴】右膝の痛み

【現病歴】1か月前から階段の昇降時痛が出現している．バスケットボールの練習は痛くて中断し，休まないとどうしようもなくなった．さらに，ソファーからの急な立ち上がりでも痛くなる．他に痛みが出ているところはない．

特徴ある情報1

14歳　男性（中学2年生）

1か月前に右膝内側の痛みを発症．痛みは階段の昇り降り，バスケットボールの練習中や試合中，ソファーからの急な立ち上がりで出現．

⇒臨床問題の把握ができたら，［ステップ2］に進みます．

ステップ 2　診断仮説の設定

⇒情報を基に，診断仮説をたてます．

主訴の右膝の痛みは1か月前から徐々に出現しているので，急性外傷ではなく，繰り返しの動作による痛みととらえることができます．また，バスケットボールの際，下肢を酷使していることに関連がありそうです．

➤M氏は，診断仮説を作成しました．

診断仮説1	○よくある疾患・病態	○見逃してはいけない疾患・病態
	内側半月板損傷	化膿性関節炎
	内側側副靭帯炎	骨肉腫
	離断性骨軟骨炎	外骨腫
	内側滑膜ヒダ障害	若年性特発性関節炎
	鵞足炎	血友病性関節症
	膝蓋下脂肪体障害	腰椎疾患
	脛骨内顆疲労骨折	股関節疾患
	半膜様筋付着部障害	
	伏在神経絞扼障害	
	膝蓋軟骨軟化症	

⇒次に診断仮説について可能性の高さにより順位づけを行います.

ステップ 3　診断仮説の順位づけ

診断仮説 2	○可能性が高い疾患・病態 ①鵞足炎　②内側側副靱帯炎　③内側半月板損傷　④離断性骨軟骨炎　⑤脛骨内顆疲労骨折　⑥内側滑膜ヒダ障害　⑦膝蓋軟骨軟化症　⑧膝蓋下脂肪体障害　⑨半膜様筋付着部障害　⑩伏在神経絞扼障害

患者さんの訴える痛みの部位と痛みが出る状況から鵞足炎, 内側側副靱帯炎, 内側半月板損傷を上位に順位づけていきます.

⇒診断仮説がそろい, 順位づけできたので, つぎは診断仮説の検証です.

ステップ 4　診断仮説の検証

➤M 氏は, 診断仮説の絞り込みをするために“重点的質問”をしていきます.

医療面接

M　氏：急に膝が腫れたり, それに伴って発熱があったりしませんでしたか？

A さん：いえ, とくにありませんでした《S》③.

［化膿性関節炎, 若年性特発性関節炎, 血友病性関節症の可能性を確認します.］

M　氏：動いていない時や夜寝ている時に痛みを感じることはありませんでしたか？

A さん：いいえ, ありません《S》④.

［腫瘍性疾患の可能性を確認します.］

M　氏：腰や股関節の動きと膝の痛みは連動していませんか？

A さん：いいえ. それはありません《P》① が, バスケットボールの練習前に, 仰向けで膝を伸ばした状態で股関節を持ち上げてもらい, ももの後ろをストレッチするとき《P》② に痛みが出ることが多いです.

［腰椎疾患や股関節疾患に由来するかを確認します.］

M　氏：これまでに膝のケガをしたことはありますか？

Aさん：いいえ，ありません **[既往歴]**①.

[外傷の既往による後遺症の有無を確認します.]

M 氏：膝を深く曲げこんだり，伸ばしきってみてください.

Aさん：はい.（曲げ伸ばしをする）

M 氏：曲げ伸ばしの際にひっかかり感や違和感や痛みはありますか？

Aさん：いいえ，特にありません《**S**》⑤.

[半月板損傷や離断性骨軟骨炎の有無を確認します.]

⇒新しい情報を加えてOPQRSTを更新し，特徴ある医学情報を抽出します.

— **OPQRST 2** — 下線が追加された情報です.

発症様式：O	①②③
増悪・寛解因子：P	①腰の動きと膝の痛みは連動しない. ②練習前のストレッチ時に，仰向けで膝を伸ばした状態で股関節を持ち上げてストレッチする動作で痛みが出る.
症状の性質・程度：Q	①②
部位・放散の有無：R	①②
随伴症状：S	①②③急に膝が腫れたり発熱があったりしたことはない. ④安静時や夜間の痛みはない. ⑤膝の曲げ伸ばしで引っかかり感や違和感はない.
症状の時間経過：T	①
感情/解釈/影響	①/①/①
既往歴	①膝のケガをしたことはない.

特徴ある情報2

特徴ある情報1 ＋腰の運動に連動する膝の痛みはない.
＋急な腫れや発熱はない．安静時痛，夜間痛なし.

解説・ヒント

まず，思春期の膝の痛みの原因が炎症性疾患や腫瘍性疾患などに由来するのか，それ以外の運動器疾患に由来するのかを評価します．急な腫脹や発熱があった場合は，化膿性関節炎，若年性特発性関節炎，血友病性関節症などの炎症性疾患が疑われます．また，運動時のみでなく，安静時にも痛みが持続し，夜間の痛みなどを訴える場合は，外骨腫や骨肉腫などの腫瘍性疾患の可能性があります．これらはスポーツ活動による痛みがきっかけで発見されることもあるため，少しでも曖昧な訴えや所見があれば，速やかに医師へ紹介します．次に，膝の痛みが膝関節自体にあるのか，それ以外なのかを明らかにする必要があります．腰部の動きにより痛みの変化がある場合，腰椎椎間板ヘルニアや伏在神経絞扼障害による神経症状が出現する可能性があります．

膝関節自体に外傷の既往もなく，動きも健側と比べて問題がなく，また膝の嵌頓症状や引っかかり感がないことから，離断性骨軟骨炎などの発育期の障害，過去の骨折，半月板や靭帯損傷などの外傷を基盤とした後遺症を発症している可能性は低いと考えます．

スポーツなどによるオーバーユース障害は，単に使いすぎというのみでなく，下肢のアライメント異常など各個人の身体的特徴も障害発生の要因となります．次に鵞足炎，内側側副靭帯炎，内側半月板損傷，離断性骨軟骨炎，脛骨内顆疲労骨折，内側滑膜ヒダ障害，膝蓋下脂肪体障害，半膜様筋付着部障害について考えてみましょう．膝周辺，特に内側の痛みには上記８つの鑑別が必要です．

➤M 氏は，鵞足炎，内側側副靭帯炎など上記８つを念頭に置きながら，痛みの部位を確実にするためさらに“重点的質問”を重ねます．

M　氏：この数か月，大会のためにバスケットボールの練習時間や頻度は増えていますか？

Aさん：はい．この２か月は休みなく，ほぼ毎日，練習の連続です **[生活歴]**①．

[運動量の増加や休息の不足の影響を確認します．]

M　氏：バスケットボールの練習中や試合中の痛みですが，中断して休まない

— **OPQRST 3** —　下線は，さらに追加された情報です．

発症様式：O	①②③
増悪・寛解因子：P	①②③バスケットボールでストップ・ダッシュ動作の繰り返しやターンオーバー動作のときに強く痛みが出て練習を中断せねばならない．
症状の性質・程度：Q	①②
部位・放散の有無：R	①②
随伴症状：S	①②③④⑤
症状の時間経過：T	①
感情/解釈/影響	①/①/①
既往歴	①
生活歴	①２か月ほどは休みなく，ほぼ毎日，練習を継続している．

と，痛くてどうしようもなくなる時は，具体的にどういう動作か覚えていますか？

Aさん：はい，毎回，特にストップ・ダッシュ動作の繰り返しやターンオーバー動作のときです《P》③.

[鵞足部へのストレス状況に連動する症状の有無を確認します.]

⇒新しい情報を加えてOPQRSTを更新（**OPQRST3**）し，特徴ある医学情報を抽出します.

特徴ある情報3

特徴ある情報1 + 特徴ある情報2　バスケットボールのストップ・ダッシュ動作の繰り返しやターンオーバー動作で痛みが増大

2か月前から大会出場に向けて，バスケットボールの練習時間や頻度は増えているため，オーバーユースによる障害が強く疑われます．また，膝関節の関節可動域は正常ですが，ハムストリングのストレッチを行う動作で痛みが出ていることから，ハムストリングの緊張が強いことが予想されます．バスケットボールでストップ・ダッシュ動作の繰り返しやターンオーバー動作のときに強く痛みが出るというのは，鵞足部にストレスがかかる動作であることが疑われます.

➤M氏は，検証の裏づけとなる徒手検査を行います.

ステップ 5　身体所見・徒手検査

- ケンプテスト陰性
- 膝蓋腱反射・アキレス腱反射　左右とも正常
- 外反膝傾向，回内足傾向あり
- ハムストリングスタイトネステスト
  患側の柔軟性低下および鵞足部の疼痛誘発
- HBD（heel buttock distance）左右差なし
- HHD（heel height distance）左右差なし
- 膝蓋跳動　陰性
- 大腿周径差　左右差なし
- 膝関節の可動域　左右とも正常
- 膝関節の嵌頓症状，引っかかり感　左右ともなし
- 大腿内側部（Hunter管）チネルサイン陰性
- マクマレーテスト陰性
- ウィルソン徴候陰性
- patellar grinding test 陰性

[触診]
- 膝関節内側裂隙部　圧痛なし
- 内側側副靭帯部（大腿骨付着部・脛骨付着部）　圧痛なし
- 脛骨内顆部　圧痛なし
- 膝蓋骨内下縁部　圧痛なし
- 膝蓋下脂肪体内側部　圧痛なし
- 内側膝蓋支帯の脛骨付着部　圧痛なし
- 半膜様筋停止部　圧痛なし
- 鵞足部　圧痛あり

⇒ここでType 2プロセスにより，これまでの医療面接・徒手検査の結果を振り返ります．

――症例1　ステップ 1〜5 の振り返り

● ステップ 1　医学情報の整理

①14歳男性．1か月前に右膝内側の痛みを発症．痛みは階段の昇り降り，バスケットボールの練習や試合中，ソファーからの急な立ち上がりで出現．

②腰の運動に連動する膝の痛みはない．急な腫れや発熱はない．安静時痛，夜間痛なし．

③バスケットボールのストップ・ダッシュ動作の繰り返しやターンオーバー動作で痛みが増大．

● ステップ 2　診断仮説の設定と ステップ 3　順位づけ（①②③④⑤⑥⑦⑧⑨⑩）

ステップ 2 ステップ 3	○よくある〜可能性が高い疾患･病態		○見逃してはいけない疾患・病態
	内側半月板損傷	③	化膿性関節炎
	内側側副靭帯炎	②	骨肉腫
	離断性骨軟骨炎	④	外骨腫
	内側滑膜ヒダ障害	⑥	若年性特発性関節炎
	鵞足炎	①	血友病性関節症
	膝蓋下脂肪体障害	⑧	腰椎疾患
	脛骨内顆疲労骨折	⑤	股関節疾患
	半膜様筋付着部障害	⑨	
	伏在神経絞扼障害	⑩	
	膝蓋軟骨軟化症	⑦	

ステップ 4　診断仮説の検証

✓急な発熱，腫脹，熱感があるか？　→　炎症性疾患の確認

✓安静時痛や夜間痛があるか？　→　腫瘍性疾患の確認

✓腰の動きと膝の痛みが連動するか？ → 腰椎疾患の確認
✓股関節の動きと膝の痛みが連動するか？ → ハムストリングの柔軟性を確認
✓外傷の既往はあるか？ → 内側半月板損傷，離断性骨軟骨炎の確認
✓膝の嵌頓症状，弾発現象，ひっかかり感があるか？
→ 内側半月板損傷，関節内遊離体の確認
✓膝の伸展時に痛みがあるか？ → 膝蓋軟骨軟化症，内側滑膜ヒダ障害の確認
✓膝周囲のしびれ感や感覚障害はあるか？ → 伏在神経絞扼障害の確認
✓膝を酷使する姿勢や動作があるか？
→ 脛骨内顆疲労骨折の確認，筋腱付着部の炎症，鵞足炎の確認

ステップ 5 身体所見・徒手検査

陽　性	正常または陰性
・外反膝傾向，回内足傾向 ・鵞足部の圧痛 ・ハムストリングの伸張痛（鵞足部）	・ケンプテスト ・膝蓋腱反射・アキレス腱反射 ・HBD（heel buttock distance） ・HHD（heel height distance） ・膝蓋跳動 ・大腿周径差 ・膝関節の可動域 ・膝関節の嵌頓症状，引っかかり感 ・大腿内側部（Hunter 管）チネルサイン ・マクマレーテスト ・ウィルソン徴候 ・patellar grinding test ・膝関節内側裂隙部の圧痛 ・内側側副靱帯部の圧痛 ・脛骨内顆部の圧痛 ・膝蓋骨内下縁部の圧痛 ・膝蓋下脂肪体内側部の圧痛 ・内側膝蓋支帯の脛骨付着部の圧痛 ・半膜様筋停止部の圧痛

⇒振り返りにより判断エラーがないことを確認したので[ステップ 6]に進みます．

ステップ 6　鑑別疾患の分類と最終鑑別

医療面接からも腰椎や股関節からの神経障害でないと判断できますが，ケンプテストが陰性かつ深部腱反射が正常であったこと，また，大腿内側部（Hunter管）チネルサインが陰性であることから神経障害は除外できると判断します．

立位による視診で下肢のアライメント異常として外反膝傾向，回内足傾向がみられ，背臥位でのハムストリングスタイトネステストにて患側の緊張がみられたことから鵞足炎を助長する身体的要因を考慮します．

膝関節の局所所見として，膝蓋跳動にて関節内液貯留がないこと，大腿周径とくに内側広筋の萎縮がないこと，膝関節可動域の確認にて嵌頓症状や引っかかり感がないこと，マクマレー（McMurray）テストやウィルソン徴候（Wilson sign）が陰性であることを確認し，内側半月板損傷や離断性骨軟骨炎は除外できると判断します．また，patellar grinding test が陰性であることから，膝蓋軟骨軟化症を除外できると判断します．そして，膝関節の内側部の詳細かつ入念な触診により，膝関節内側裂隙部，内側側副靭帯部，脛骨内顆部，膝蓋骨前下縁部，膝蓋下脂肪体内側部，内側膝蓋支帯脛骨付着部，半膜様筋停止部での圧痛がなく，鵞足部に限局した圧痛があることから，鵞足炎と判断できます．

筋腱の炎症の場合は柔道整復術の適応となりますが，膝の外傷の既往がなく，炎症性疾患や腫瘍性疾患が疑われる場合は，速やかに医師へ紹介する必要があります．また，伏在神経絞扼障害が疑われるものについては柔道整復術の適応ではありますが，症状が軽快してこない場合は病態を明確にするため医師への紹介が必要です．

膝関節の内側半月板損傷や離断性骨軟骨炎，あるいは膝蓋軟骨軟化症が疑われる場合も，まずは関節の病態を明らかにするため医師への紹介をしたうえで，柔道整復術が適応される場合は医師と治癒目標を共有し，連携をとりながら施術をしていきます．

バスケットボールの練習中や練習後に膝の痛みが出現していること，下肢のアライメント異常やハムストリングの柔軟性低下に加えて，膝関節内側部の詳細かつ入念な触診により，鵞足部以外の圧痛が認められなかったため，その他の各部位の筋腱付着部や靭帯部でのオーバーユース障害は否定されました．

	柔道整復術の適応（医師との連携を含む）	柔道整復術の不適応
よくある疾患	鵞足炎 内側側副靱帯炎 内側半月板損傷 内側滑膜ヒダ障害 膝蓋軟骨軟化症 伏在神経絞扼障害	骨肉腫 外骨腫 化膿性関節炎
重症度の高い疾患	内側半月板損傷	骨肉腫 外骨腫 化膿性関節炎

➤M 氏は，臨床推論の結果として，A さんの痛みの原因は，鵞足炎と最終鑑別しました．

参考文献

1）中村利孝，松野丈夫：標準整形外科学　第 13 版．医学書院，2017：643-646.
2）中村耕三，宗田大：下肢のスポーツ外傷と障害．中山書店，2011：269-274.
3）中村耕三，宗田大：膝の痛みクリニカルプラクティス．中山書店，2010：2-7, 303-304.

症例 2　ランニング後に膝が痛い…

左膝の痛みで M 接骨院に来院した初診の患者さん．

予診票より

Aさん：男性　35 歳　会社員（営業職）　マラソン初心者
[既往歴] [アレルギー歴] [服薬歴] [家族歴] 特記事項なし

[A さんは待合室で膝を曲げ伸ばしする動作をしています．待合室から診察室に入る際，左膝をかばいながら歩いています．膝に力が入りにくいようで，あまり歩きたくなさそうです．]

ステップ 1　情報収集による問題把握

⇒医療面接で OPQRST を意識し，主訴を明確にします．

医療面接

M　氏：こんにちは．施術を担当しますMと申します．お名前はAさんでよろしいでしょうか？

Aさん：はい．

M　氏：今日は膝の痛みでいらっしゃったのですね．詳しいお話を聞かせて下さい．

Aさん：はい，1か月ほど前からランニング後に左膝が痛くなって，だんだん酷くなって《**T**》① きました．3週間後に人生初のフルマラソンに出場することになっていますが，出場できるか心配になっています[**感情**]①．

M　氏：なるほど．それは大変ですね．どのようなときに痛みますか？

Aさん：練習でランニング《**O**》① をしてますが，走り始めは大丈夫ですが，だんだん痛くなってきて，ランニング後は痛くてどうしようもありません《**Q**》①．

[「痛み」を訴えている患者さんの場合，実際の症状すべてを含めて「痛み」と表現している場合があります．]

M　氏：ランニングをされている時に痛くなるのですね．日常生活に影響は出ていますか？

Aさん：はい，最近は営業の仕事で長時間，歩くとき《**O**》② も痛くなっています．半年前に，職場の部署がデスクワークから社外への営業活動に変わり，歩くことが急に増えているせいと思っています [**解釈**]①．今週末に4歳の娘の運動会があり，出場予定の父親対抗リレーも，痛くて心配です．家族にも迷惑をかけてしまうかもしれません [**影響**]①．

[筋，腱や関節の痛みなのか，神経障害や血行障害によるしびれなどを表現しているのか確認し，適切なSQに変換します．]

M　氏：わかりました．お仕事にもご家族にも影響が出ているのですね．その痛みはどんな感じですか？

Aさん：はじめはジワッとすると言うか，少し鋭い痛みが出てきて，その後，ランニングで膝を曲げ伸ばしするたびにズキンズキンと強い痛みが出ます《Q》[②].

[症状の性質を確認するため，具体的に質問していきます.]

M　氏：はじめは鋭く，その後強い痛みになるのですね．その痛みは膝の周囲に広がったりしますか？

Aさん：はい，痛みを我慢してランニングを続けると，膝の上の方まで響くような痛みが出てくるような気がします《R》[①].そして，酷いと脚全体に力が入らなくなり，どうしようもなくなり走ることができず，歩いてしまいます.

[症状の放散の有無を確認します.]

M　氏：脚が冷えたり，しびれたような感じはありますか？

Aさん：いいえ《S》[①].

[随伴症状として神経障害や血行障害などの可能性を確認します.]

M　氏：では，左膝のどのあたりが痛いか教えていただいてもよろしいですか？

[「膝が痛い」のように大まかに訴えてくる場合が多いため，患者さんが言っている「膝」が具体的にどこなのか，指で示させると明確になりやすい．部位を確かめ，適切

— OPQRST 1 —

発症様式：O	①ランニング中およびランニング後 ②長時間歩いているとき
増悪・寛解因子：P	—
症状の性質・程度：Q	①ランニング後は痛くてどうしようもない. ②ジワッと少し鋭い痛みがあって，その後，ランニングで膝を曲げ伸ばしするたびにズキンズキンと強い痛みが出る.
部位・放散の有無：R	①痛みを我慢してランニングすると膝の上に痛みが広がる. ②膝の外側が痛い.
随伴症状：S	①脚の冷えやしびれたような感じはない. ②膝の外側以外に痛みはない.
症状の時間経過：T	①１か月ほど前から左膝が痛くなって，だんだん酷くなってきている.
感情	①人生初のフルマラソンに出場できないかと心配
解釈	①営業活動で歩く距離が増加したため痛みが強くなっていると感じている.
影響	①娘の運動会で父親対抗リレーに出られなければ家族に迷惑をかける.

なSQに変換します.］

Aさん：はい. 一番痛いのはここ《**R**》② です（**図1**）.

M 氏：膝の外側の部分が痛いのですね. 他に痛みが出るところはありますか？

Aさん：いいえ, ありません《**S**》③.

［随伴症状の有無を確認します.］

⇒医療面接で得られた情報から, OPQRSTを明確にします：**OPQRST1.**

⇒OPQRSTから, 患者さんの臨床問題を要約します.

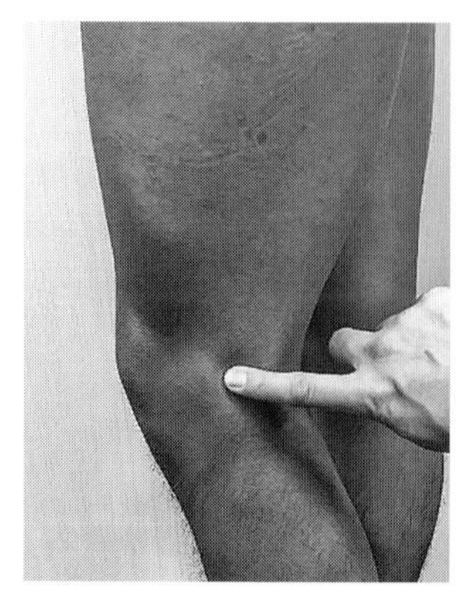

図1

臨床問題の要約

Aさん：男性 35歳 会社員（営業職）

【主 訴】左膝の痛み

【現病歴】1か月前からランニング後に左膝の痛みが出現している. ランニング後やランニング中に痛くてどうしようもなくなってきた. さらに, 仕事で長時間歩くときも痛くなる. 他に痛みが出ているところはない.

⇒臨床問題の要約から, 特徴ある医学情報を抽出します.

特徴ある情報1

35歳 男性

1か月前に左膝外側の痛みを発症.

痛みはランニング後あるいはランニング中, 長時間の歩行で出現.

⇒臨床問題の把握ができたら, ［ステップ2］に進みます.

ステップ 2 診断仮説の設定

⇒情報を基に, 診断仮説をたてます.

主訴の左膝の痛みは1か月前から徐々に出現しているので, 急性外傷ではなく, 繰り返しの動作による痛みととらえることができます. また, ランニング中やランニング後, あるいは長時間の歩行にて症状が出ていることから, スポーツ活動や仕事で下肢を使っていることに関連がありそうです.

➤M氏は，診断仮説を作成しました.

診断仮説1	○よくある疾患・病態	○見逃してはいけない疾患・病態
	外側半月板損傷	化膿性関節炎
	外側側副靱帯炎	腫瘍性疾患
	腸脛靱帯炎	関節リウマチ
	膝窩筋腱炎	痛風
	外側広筋付着部障害	色素性絨毛結節性滑膜炎
	総腓骨神経麻痺	梨状筋症候群
	ガングリオン	腰椎椎間板ヘルニア
	変形性膝関節症	膝窩動脈絞扼症候群
		労作誘発性深部静脈血栓症

⇒次に診断仮説について可能性の高さから順位づけを行います.

ステップ 3　診断仮説の順位づけ

診断仮説2	○可能性が高い疾患・病態
	①腸脛靱帯炎　②外側側副靱帯炎　③膝窩筋腱炎　④外側半月板損傷　⑤総腓骨神経麻痺　⑥変形性膝関節症

患者さんの訴える痛みの部位と痛みが出る状況から筋腱や靭帯の炎症を上位に，その後に半月板損傷，総腓骨神経麻痺を順位づけていきます.

⇒診断仮説がそろい，順位づけできたので，つぎは診断仮説の検証です.

ステップ 4　診断仮説の検証

➤診断仮説の絞り込みをするために“重点的質問”をしていきます.

医療面接

M　氏：急に膝が腫れたり，それに伴って発熱があったりしませんでしたか？

Aさん：膝の腫れはありませんでしたが《S》①，そういえば，5日程前に風邪で熱が出ました．内科を受診して今は熱は下がっています《T》②.

[化膿性関節炎の可能性を確認します．]

M　氏：これまでに，何度か繰り返し膝が腫れたことはありませんでしたか？

Aさん：いいえ，ありません《S》①．

[色素性絨毛結節性滑膜炎の可能性を確認します．]

M　氏：動いていない時や夜寝ている時に痛みを感じることはありませんでしたか？

Aさん：いいえ，ありません《S》④．

[腫瘍性疾患の可能性を確認します．]

M　氏：一日の中で痛みや症状の変化があったり，朝起きたときに関節がこわばって動きにくかったり，急に腫れたりしたことはありますか？　また，ご家族にリウマチの方はいらっしゃいますか？

Aさん：いいえ，とくにそういった記憶はないです《S》⑤．家族にリウマチはいないです．

[関節リウマチの可能性を確認します．]

M　氏：健康診断で基準値から外れている項目はありましたか？　ご家族に痛風の方はいらっしゃいますか？

Aさん：いいえ，特に目立った項目はなかったと思います．あと，家族に痛風はいないです．

[痛風の可能性を確認します．]

M　氏：腰を後ろにそらせたり動かしたりすることと，膝の痛みは連動していませんか？

Aさん：とくにありません《P》①．

[腰椎椎間板ヘルニアによる影響を確認します．]

M　氏：では，股関節を動かすだけで痛みが悪化することはありませんか？

Aさん：いいえ．それはありません《P》②

[梨状筋症候群や股関節疾患による影響を確認します．]

M　氏：これまでに膝のケガをしたことはありますか？

Aさん：いいえ，ありません **[既往歴]**①．

[外傷の既往による変形性関節症や関節不安定性の可能性を確認します．]

M　氏：膝を深く曲げたり伸ばしきったりしてください．

Aさん：はい．（曲げ伸ばしをする）

［半月板損傷の可能性を確認します．］

M 氏：曲げ伸ばしの際に違和感や痛みはありますか？

Aさん：はい，伸ばした状態から曲げ始めるときに違和感があります《Q》③．

［膝の動きに連動する痛みの程度を確認します．］

⇒新しい情報を加えてOPQRSTを更新し，特徴ある医学情報を抽出します．

— **OPQRST 2** — 下線が追加された情報です．

発症様式：O	①②
増悪・寛解因子：P	①腰の動きに連動した膝の痛みはない．
	②股関節の動きに連動した膝の痛みはない．
症状の性質・程度：Q	①②③伸ばした状態から曲げ始めるときに違和感がある．
部位・放散の有無：R	①②
随伴症状：S	①②③急に腫れたことはない．
	④夜間の痛みはない．
	⑤朝のこわばりはない．
症状の時間経過：T	①②5日程前に風邪で発熱したが，現在は下がっている．
感情/解釈/影響	①/①/①
既往歴	①膝をケガしたことはない．

特徴ある情報2

特徴ある情報1 ＋腰や股関節の運動に連動する膝の痛みはない．

＋急な腫れや朝のこわばり，安静時痛，夜間痛なし

解説・ヒント

まず，膝の痛みの原因が膝関節自体にあるのか，それ以外のものなのか明らかにする必要があります．腰部の動きにより痛みの変化がある場合，腰部をやや患側に後屈させると神経根が圧迫されるため（ケンプテストの再現），下肢にしびれや疼痛が出現し，腰椎椎間板ヘルニアの可能性が考えられます．また，股関節の動きで下肢へ痛みが出る場合，スポーツ選手などに多くみられる梨状筋症候群や股関節疾患の可能性も考えられます．このどちらも当てはまらなかったため，この段階で腰椎椎間板ヘルニアと梨状筋症候群や股関節疾患の可能性は低くなったと考えます．しかし，医療面接の中で患者の回答が曖昧であった場合は，身体所見や徒手検査による確認が必要となります．

膝関節に関する外傷の既往がある場合，発育期の離断性骨軟骨炎や骨折，半月板損傷や靱帯損傷などを基盤として，後遺症の形で発症することがあります．本症例では，外傷の既往もなく，膝の動きは健側と比べて差がなく，膝の曲げ伸ばしで引っかかり感や嵌頓症状がないことから半月板損傷や関節内遊離体，変形性関節症の可能性も低いと考えます．

膝関節疾患の基盤に炎症性疾患や腫瘍性疾患がないかも注意が必要となります．発熱を伴う急激な関節の腫脹や熱感がある場合は化膿性関節炎や痛風，再発を繰り返すような関節の腫脹がある場合は色素性絨毛結節性滑膜炎，誘因のない安静時痛や夜間痛がある場合は腫瘍性疾患の可能性があります．これらのいずれにも当てはまらなかったため，これらの炎症性疾患や腫瘍性疾患の可能性は低くなります．

関節リウマチを罹患している場合，膝関節が初発部位になることは少ないですが，とくに朝のこわばりや他の関節の腫れがあるか否かを確認することが重要であり，少しでも曖昧な回答があった場合には注意が必要です．

次に腸脛靭帯炎，膝窩筋腱炎，外側側副靭帯炎，外側半月板損傷，総腓骨神経麻痺について考えてみましょう．膝周辺，特に外側は上記５つの鑑別が必要です．

➤M 氏は，腸脛靭帯炎，膝窩筋腱炎，外側側副靭帯炎，外側半月板損傷，総腓骨神経麻痺を念頭に置きながら，痛みの部位を確実にするため質問を絞ります．

M　氏：お仕事中に，長時間膝の外側をつくような姿勢や動作はありますか？

Aさん：いいえ，とくにありません **[生活歴]**①．

[総腓骨神経麻痺の可能性を確認します．]

M　氏：フルマラソン出場に向けて最近，ランニングの距離は増やしてらっしゃいますか？

Aさん：はい．2か月前から追い込みで毎回のランニングの距離を倍に増やしています **[生活歴]**②．

M　氏：ちなみに，どれくらいの頻度で，どれくらいの距離を走りますか？

Aさん：だいたい，平日は一日おきに毎回 15 km 程で，週末は 30 km 程走っています **[生活歴]**③．

M　氏：最近，ランニングシューズを買い換えられましたか？

Aさん：はい，以前までのシューズは底が厚く重く感じてきたので，底の薄い軽いシューズに変えました **[生活歴]**④.

[運動の量，頻度の増加による影響やシューズの影響の可能性を確認します.]

➤M 氏は，“重点的質問”を重ねます.

M　氏：例えば，ランニングのコースで上り坂と下り坂では，どちらで痛みが出やすいですか？

Aさん：はい．そういえば，下り坂のほうが痛みが出やすいです.

[ややストライドの大きくなる上り坂と，ややストライドの小さくなる下り坂のどちらで痛みが出るのかを確認する.]

M　氏：ランニング中の痛みは，とくに膝を浅く曲げる繰り返しが多くなる下り坂で強くなりますか？

Aさん：はい．痛くて走れなくなります **《P》**③.

[腸脛靭帯と大腿骨外側上顆部とのストレスによる症状の可能性を確認する.]

⇒新しい情報を加えて OPQRST を更新し，特徴ある医学情報を抽出します.

— OPQRST 3 —　下線は，さらに追加された情報です.

発症様式：O	①②
増悪・寛解因子：P	①②③ランニング中の膝を浅く曲げる繰り返しが多くなる下り坂で強くなる.
症状の性質・程度：Q	①②③
部位・放散の有無：R	①②
随伴症状：S	①②③④⑤
症状の時間経過：T	①②
感情/解釈/影響	①/①/①
既往歴	①
生活歴	①仕事中に長時間膝の外側をつくような動作はない. ②2か月前からランニングの距離を倍に増やした. ③平日は一日おきに毎回 15 km 程で，週末は 30 km 程走っている. ④最近，底の薄い軽いシューズに変更した.

特徴ある情報 3

特徴ある情報 1 + 特徴ある情報 2　ランニング中の膝を浅く曲げる繰り返しが多くなる下り坂で痛みが増大

最近，ランニングの頻度，距離を急に増やしているため，オーバーユースによる障害が強く疑われます．加えて，ランニングシューズを底の薄い硬いものに変えていることから，ランニングフォームに影響する可能性があります．また，ランニング中の痛みがストライド（歩幅）の大きい時よりも小さい時に強く出ることや，上り坂よりも下り坂で強く出ているため，腸脛靭帯が大腿骨外側上顆部を乗り越えるストレスがかかった場合に大腿骨外側上顆に痛みが出現している可能性が高いといえます．また，左膝を長時間つくような姿勢や動作がないことから，総腓骨神経麻痺の可能性は低くなったと考えます．

「ランニング中の膝を浅く曲げる動作の繰り返しが多くなる下り坂で痛みが強くなる」というのは，腸脛靭帯が大腿骨外側上顆部と摩擦が生じストレスがかかる特有の動作であると考えられます．

➤M 氏は，検証の裏づけとなる徒手検査を行います．

ステップ 5　身体所見・徒手検査

- ケンプテスト陰性
- 膝蓋腱反射・アキレス腱反射　左右とも正常
- 内反膝傾向，回外足傾向あり
- 患側股関節の外転筋力低下あり
- 膝蓋跳動　陰性
- 大腿周径差　左右差なし
- 膝関節の可動域　左右とも正常
- 膝関節の嵌頓症状，引っかかり感　左右ともなし
- 腓骨頭後方部のチネルサイン陰性
- マクマレーテスト陰性
- grasping test 陽性

[触診]
- 梨状筋（坐骨神経貫通部）圧痛および下肢への放散痛なし
- 膝関節外側裂隙部　圧痛なし
- 外側側副靭帯部　圧痛なし
- 大腿二頭筋腱付着部　圧痛なし
- 膝窩筋腱　圧痛なし
- 外側広筋付着部　圧痛なし
- 大腿骨外側上顆部　圧痛あり

⇒ここで Type 2 プロセスにより，これまでの医療面接・徒手検査の結果を振り返ります．

症例2 ステップ 1〜5 の振り返り

● ステップ 1 医学情報の整理

①35歳男性．1か月前に左膝外側の痛みを発症．痛みはランニング後あるいはランニング中，長時間の歩行で出現．

②腰や股関節の運動に連動する膝の痛みはない．急な腫れや朝のこわばり，安静時痛，夜間痛なし．

③ランニング中の，膝を浅く曲げる繰り返しが多くなる下り坂で痛みが増大．

● ステップ 2 診断仮説の設定と ステップ 3 順位づけ（①②③④⑤⑥）

ステップ 2 ステップ 3	○よくある〜可能性が高い疾患･病態		○見逃してはいけない疾患・病態
	外側半月板損傷	④	化膿性関節炎
	外側側副靱帯炎	②	腫瘍性疾患
	腸脛靱帯炎	①	関節リウマチ
	膝窩筋腱炎	③	痛風
	外側広筋付着部障害	—	色素性絨毛結節性滑膜炎
	総腓骨神経麻痺	⑤	梨状筋症候群
	ガングリオン	—	腰椎椎間板ヘルニア
	変形性膝関節症	⑥	膝窩動脈絞扼症候群
			労作誘発性深部静脈血栓症

ステップ 4 診断仮説の検証

✓急激な発熱を伴う腫脹，熱感があるか？　→　化膿性関節炎の確認
✓再発を繰り返す関節全体の腫脹があるか？　→　色素性絨毛結節性滑膜炎の確認
✓安静時痛や夜間痛があるか？　→　腫瘍性疾患の確認
✓朝のこわばりや他の関節の腫脹はあるか？　→　関節リウマチの確認
✓股関節の動きと膝の痛みが連動するか？　→　股関節疾患の確認
✓腰の動きと膝の痛みが連動するか？　→　腰椎椎間板ヘルニアの確認
✓外傷の既往はあるか？　→　外側半月板損傷，膝関節不安定性の確認
✓膝の嵌頓症状，ひっかかり感があるか？　→　外側半月板損傷，関節内遊離体の確認
✓下腿外側から足背の感覚障害はあるか？　→　総腓骨神経麻痺の確認

✓下肢全体の冷え，しびれ感はあるか？

→　膝窩動脈絞扼症候群，労作誘発性深部静脈血栓症の確認

✓膝を酷使する姿勢や動作があるか？　→　筋腱付着部の炎症の確認

ステップ 5　身体所見・徒手検査

陽　性	正常または陰性
・内反膝傾向 ・回外足傾向 ・患側股関節の外転筋力の低下 ・大腿骨外側上顆部の圧痛 ・grasping test	・ケンプテスト ・膝蓋腱反射・アキレス腱反射 ・膝蓋跳動 ・大腿周径差 ・膝関節の可動域 ・膝関節の嵌頓症状，引っかかり感 ・腓骨頭後方部のチネルサイン ・マクマレーテスト ・梨状筋(坐骨神経貫通部)の圧痛 ・膝関節外側裂隙部の圧痛 ・外側側副靭帯部の圧痛 ・腓骨頭後方部の圧痛 ・膝窩筋腱大腿骨付着部の圧痛 ・外側広筋付着部の圧痛

⇒振り返りにより判断エラーがないことを確認したので[ステップ 6]に進みます．

ステップ 6　鑑別疾患の分類と最終鑑別

医療面接からも腰椎や股関節からの神経障害でないと判断できますが，ケンプテストが陰性かつ深部腱反射が正常であったこと，また，梨状筋の圧痛や腓骨頭後方のチネルサインが陰性であることから神経障害は除外できると判断します．

立位での下肢のアライメント異常として内反膝傾向，回外足傾向がみられることに加えて，患側股関節の外転筋力の低下に伴う腸脛靭帯の緊張が腸脛靭帯炎を助長する身体的要因を考慮します．

膝関節の局所所見として，膝蓋跳動にて関節内液貯留がないこと，大腿周径とくに内側広筋の萎縮がないこと，膝関節可動域の確認にて嵌頓症状や引っかかり感がないこと，マクマレーテストが陰性であることから外側半月板損傷や関節内遊離体は除外できると判断します．そして，膝関節の外側部の詳細かつ入念な触診により，膝関節外側裂隙部，外側側副靭帯部，腓骨頭後方部，膝窩筋腱大腿骨

付着部，外側広筋付着部での圧痛がなく，大腿骨外側上顆部に限局した圧痛があり，かつ grasping test が陽性であったことから，腸脛靭帯炎と判断できます．

筋腱の炎症の場合は柔道整復術の適応となりますが，膝の外傷の既往がなく，炎症性疾患や腫瘍性疾患が疑われる場合は，速やかに医師へ紹介する必要があります．また，関節リウマチや痛風は柔道整復術の不適応であるため，疑わしい症状があれば医師へ紹介します．総腓骨神経麻痺が疑われるものについては柔道整復術の適応ではありますが，症状が軽快しない場合は病態を明確にするため医師への紹介が必要です．

外側半月板損傷が疑われる場合も，まずは関節の病態を明らかにするため医師へ紹介したうえで，柔道整復術が適応される場合でも医師と治癒目標を共有し，連携をとりながら施術をしていきます．

マラソンの練習中や練習後に膝の痛みが出現していること，下肢のアライメント異常に加えて，膝関節外側部の詳細かつ入念な触診により，大腿骨外側上顆部以外の圧痛が認められなかったため，その他の各部位の筋腱付着部や靭帯部でのオーバーユース障害は否定されました．

	柔道整復術の適応(医師との連携を含む)	**柔道整復術の不適応**
よくある疾患	腸脛靭帯炎 外側側副靭帯炎 膝窩筋腱炎 外側半月板損傷 総腓骨神経麻痺 変形性膝関節症	化膿性関節炎 色素性絨毛結節性滑膜炎 関節リウマチ
重症度の高い疾患	外側半月板損傷	化膿性関節炎

➤M 氏は，臨床推論の結果として，A さんの痛みの原因は，腸脛靭帯炎と最終鑑別しました．

参考文献

1）中村利孝，松野丈夫：標準整形外科学 第13版．医学書院，2017：643-646，886.
2）中村耕三，宗田大：膝の痛みクリニカルプラクティス．中山書店，2010：8-16，301-303.
3）中村耕三，宗田大：下肢のスポーツ外傷と障害．中山書店，2011：275-276.

症例 3　動き初めに膝の痛みが…

右膝の痛みで M 接骨院に来院した初診の患者さん.

予診票より

Aさん：女性　71 歳　八百屋店主
[既往歴] 骨粗鬆症，左膝の変形性膝関節症
[アレルギー歴] [服薬歴] [家族歴] 特記事項なし

[A さんは来院された際に，杖を突いています．待合室から診察室に入る際，手すりにつかまってようやく立ち上がることができる状態です．右膝をかばうような跛行がみられ，歩く速度は緩慢で，あまり歩きたくなさそうな様子です．]

ステップ 1　情報収集による問題把握

⇒医療面接で OPQRST を意識し，主訴を明確にします.

医療面接

M　氏：こんにちは．施術を担当します M と申します．お名前は A さんでよろしいでしょうか？

Aさん：はい，そうです.

M　氏：今日は膝の痛みでいらっしゃったのですね．詳しいお話を聞かせて下さい.

Aさん：ええ，1 か月ほど前から右膝が痛くなって，だんだん酷くなってきました《T》①．八百屋をやめなければならないかと心配になっています **[感情]** ①.

M　氏：そうですね．本当に心配になりますね．どのようなときに痛みますか？

Aさん：八百屋の営業時間中，椅子へ座った後の動き初めに右膝の痛みがでます《O》①．座っている時間が長ければ長いほど，動き初めに右膝が痛くてどうしようもありません《**Q**》①.

［痛みを訴えている患者さんの場合，実際の症状すべてを含めて「痛み」と表現している場合があります.］

M　氏：お仕事中，動き初めに右膝が痛くなるのですね．その他に痛みが出ることはありますか？

Aさん：いいえ，ありません《**S**》①.

M　氏：日常生活に影響は出ていますか？

Aさん：最近は仕事だけでなく，自宅で床に座った後に立ち上がることができなくなってきました《**O**》②．あと，朝起きて布団から出ようとするときに，右膝に痛みが走り，脚に力が入らず，タンスにつかまらないと起き上がれなくなる《**O**》③ことが増えているように思います．寒さが増してきているので，そのせいかなとも思っています **[解釈]**①．痛みのせいで，思うように動くことができず，気分が落ち込んでしまい，どんどん自信がなくなっています **[感情]**①.

M　氏：わかりました．生活にもかなり影響は出ていそうですね．その痛みはどのような感じですか？

［症状の性質を確認するため，医療面接では具体的に質問していきます.］

Aさん：キリッとすると言うか，鋭い痛みがあってその後もしばらく強めの痛みが残り《**Q**》②ます.

M　氏：鋭い痛みなのですね．その痛みは膝の周囲の方にビリッと広がったりしますか？

Aさん：いいえ《**R**》①.

M　氏：脚の冷えやしびれたような感じはありますか？

Aさん：いいえ《**S**》②.

M　氏：では，右膝のどのあたりが一番痛いか教えていただけますか？

［「膝が痛い」のように大まかに訴えてくる場合が多いため，患者さんが言っている「膝」が具体的にどこなのか，部位を確かめ，適切なSQに変換します.］

Aさん：はい．痛いのは右膝の内側《**R**》②です（**図1**).

M　氏：膝の内側が痛いのですね．他に痛みが出るところはありますか？

Aさん：いいえ.

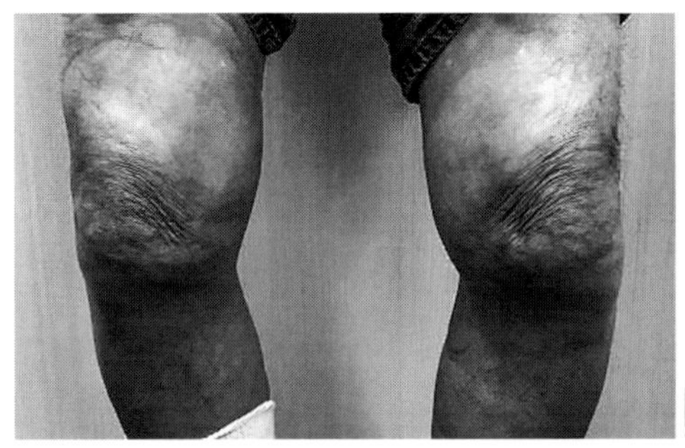
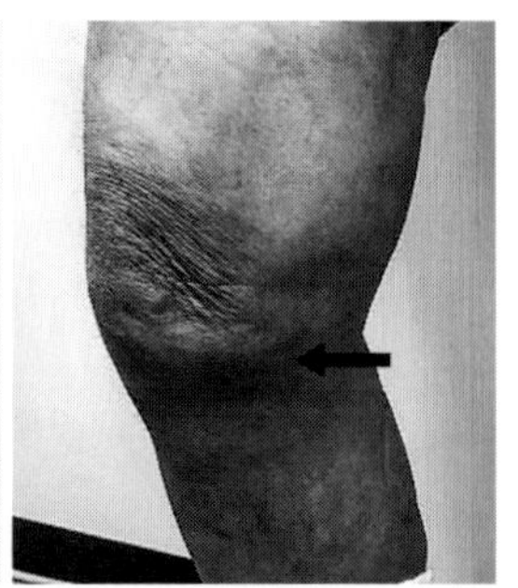

図 1　正面　右内側面

⇒医療面接で得られた情報から，OPQRST を明確にします．

— OPQRST 1 —

発症様式：O	①椅子へ座った後の動き初め ②床に座った後の立ち上がり ③朝起床時の布団から出る時の起き上がり
増悪・寛解因子：P	—
症状の性質・程度：Q	①座っている時間が長ければ長いほど動き初めに膝が痛くてどうしようもない． ②キリッとする鋭い痛みがあってその後もしばらく強めの痛みが残る．
部位・放散の有無：R	①膝の痛みが膝周囲にビリッと広がったりしない． ②膝の内側が痛い．
随伴症状：S	①膝以外に痛みはない． ②脚の冷えやしびれたような感じはない．
症状の時間経過：T	①１か月ほど前から右膝が痛くなって，だんだん酷くなってきている．
感情	①仕事を辞めなければならないか心配である．
解釈	①症状が強くなっているのは寒さが増しているためと感じている．
影響	①痛みのため思うように動けず，気分が落ちこんで自信がなくなっている．
既往歴	①骨粗鬆症 ②左膝の変形性膝関節症

⇒ OPQRST から，患者さんの臨床問題を要約します．

臨床問題の要約

Aさん：女性　71歳　八百屋店主

【主　訴】右膝の痛み

【現病歴】1か月前から右膝の内側に痛みがあり，仕事中の動き初めに痛みがでる．自宅の床からの立ち上がりや，朝起床時に布団から起き上がるときに痛くなる．他に痛みが出ているところはない．

⇒臨床問題の要約から，特徴ある医学情報を抽出します．

特徴ある情報1

71歳　女性

1か月前に右膝内側に痛みを発症．

痛みは椅子からの動き初め，坐位からの立ち上がり，布団から起き上がるときに出現．

⇒臨床問題の把握ができたら，［ステップ2］に進みます．

ステップ 2　診断仮説の設定

⇒情報を基に，診断仮説をたてます．

主訴の右膝の痛みは1か月前から徐々に出現しているので，急性外傷ではないと判断できます．また，仕事中の動き初め，自宅の床から立ち上がるとき，布団から起き上がるときに症状が出ていることから，膝の運動に伴う変性疾患と関連がありそうです．痛みは両側性でないため，脊髄疾患や血管性疾患などの可能性は低くなります．

➤M氏は，診断仮説を作成しました．

診断仮説1	○よくある疾患・病態	○見逃してはいけない疾患・病態
	変形性膝関節症	偽痛風
	半月板変性断裂	化膿性関節炎
	特発性骨壊死	関節リウマチ
	脆弱性骨折	ステロイド関節症
	伏在神経絞扼障害	腰部脊柱管狭窄症
	滑液包炎	閉塞性動脈硬化症
		神経病性関節症(Charcot関節)

⇒次に診断仮説について可能性の高さから順位づけを行います．

ステップ　3　診断仮説の順位づけ

診断仮説 2	○可能性が高い疾患・病態 ①変形性膝関節症　②半月板変性断裂　③滑液包炎　④特発性骨壊死　⑤脆弱性骨折　⑥伏在神経絞扼障害

患者さんが訴える痛みの部位と痛みが出る状況から変形性膝関節症，半月板変性断裂，滑液包炎を上位に持っていきます．また，基礎疾患由来の特発性骨壊死，脆弱性骨折あるいは伏在神経絞扼障害も現時点では可能性があるため下位に位置づけていきます．

⇒診断仮説がそろい，順位づけできたので，つぎは診断仮説の検証です．

ステップ　4　診断仮説の検証

➤M 氏は，診断仮説の絞り込みをするために“重点的質問”をしていきます．

医療面接

M　氏：現在，医療機関で骨粗鬆症や左膝の変形性膝関節症の治療を受けておられますか？

A さん：いいえ，受けていません **[既往歴]**①②.

[関節注射などによる影響の有無を確認します．]

M　氏：急に膝が腫れたり，発熱がありませんでしたか？

A さん：いいえ《**S**》④.

[化膿性関節炎，偽痛風の可能性を確認します．]

M　氏：腰をそらせたりしたときに膝の痛みが連動しませんか？

A さん：いいえ《**P**》①.

[腰椎疾患に由来するかを確認します．]

M　氏：歩くことで脚全体がしびれたりすることはありますか？　また，どの程度，続けて歩けますか？

A さん：いえ，しびれることはないです《**S**》⑤．歩き初めは膝が痛くて辛いで

すが，一度歩き出すと，ゆっくりですが買い物で20分以上は歩き続けています《S》⑥

［腰部脊柱管狭窄や閉塞性動脈硬化症に由来するかを確認します.］

M　氏：一日の中で痛みや症状の変化があったり，朝起きたときに，関節がこわばって動きにくかったり，他の関節が急に腫れたりしたことはありますか？　ご家族にリウマチの方はいらっしゃいますか？

Aさん：はい，朝のこわばりはありません．動かし初めるときは痛くて動きにくいですが，慣れると痛みは軽くなります《P》②．家族がリウマチだったということは聞いていないです.

［関節リウマチの可能性を確認します.］

M　氏：これまでに膝の大きなケガをしたことはありますか？

Aさん：いいえ，ありません**［既往歴］**③．40代頃から，よく膝は痛くなっていたように思います．《T》②

［外傷の既往による変形性関節症の可能性を確認します.］

M　氏：曲げ伸ばしの際に違和感や痛みはありますか？

Aさん：はい，座ったままでの曲げ伸ばしはそれほど痛くないですが，違和感はあります．《Q》③.

［膝の動きに連動する痛みの程度を確認します.］

— **OPQRST 2** —　下線が追加された情報です.

発症様式：O	①②③
増悪・寛解因子：P	①腰の動きに連動した膝の痛みはないが腰も悪い.
	②動き初めは痛いが，慣れると痛みは軽減する.
症状の性質・程度：Q	①②③非荷重での膝の屈伸は，疼痛は軽度で，違和感がある.
部位・放散の有無：R	①②
随伴症状：S	①②③急に腫れたことや，発熱したことはない.
	④歩くことで脚全体がしびれたりすることはない.
	⑤20分以上歩き続けることはできる.
	⑥朝のこわばりや他の関節が腫れて痛いことはない.
症状の時間経過：T	①②40代頃からよく膝が痛くなっていた.
感情/解釈/影響	①/①/①
既往歴	①骨粗鬆症（現在は治療を受けていない）
	②左膝の変形性膝関節症（現在は治療を受けていない）
	③膝をケガしたことはない.

⇒新しい情報を加えてOPQRSTを更新（**OPQRST2**）し，特徴ある医学情報を抽出します．

特徴ある情報2

特徴ある情報1 ＋ 急な腫れ，発熱，他の関節も含めた朝のこわばりはなし
＋ 腰の動きに連動する膝の痛み，継続歩行によるしびれや痛みはなし

解説・ヒント

まず，中高年期の膝の痛みの原因は腰椎疾患や血管性疾患が合併していることも多いため，膝関節由来なのかどうかを多角的な視点でみる必要があります．現在，医療機関にて骨粗鬆症や左膝（反対側）の変形性膝関節症の治療を受けてないこと，急な腫れや発熱もないことから，偽痛風，化膿性関節炎，ステロイド関節症などの炎症性疾患は除外できると判断します．また，腰椎の動きや歩行に連動する膝の痛みがみられないことから，腰部脊柱管狭窄症や閉塞性動脈硬化症などの腰椎疾患，血管性疾患に由来した膝関節症状である可能性も低くなります．また，他関節も含めた朝のこわばりもないことから関節リウマチの可能性も低くなります．膝関節の局所所見として，坐位からの立ち上がりや起き上がり動作という荷重を伴う膝関節の動かし始めに特に強い痛みを出現していることから，変性疾患を背景とする可能性が高いと判断します．

次に変形性膝関節症，半月板変性断裂，特発性骨壊死，脆弱性骨折，滑液包炎，伏在神経絞扼障害について考えてみましょう．膝周辺，特に内側は上記6つの鑑別が必要です．

➤M氏は，痛みの部位を確実にするためさらに“重点的質問”を重ねます．

M　氏：膝の痛みが夜寝ているときも出ますか？

Aさん：いいえ，《**S**》⑦．

[特発性骨壊死の可能性を確認します．]

M　氏：膝の曲げ伸ばしで引っかかり感はありますか？

Aさん：いえ，それはないです．《**Q**》④

[半月板変性断裂の可能性を確認します．]

M 氏：膝を深く曲げたり伸ばしきったりしてみてください.

Aさん：はい.（曲げ伸ばしをする）伸ばしきることはできなくて，曲げこむと膝が少しつまる感じがします.《Q》⑤.

[変形性膝関節症の程度を確認します.]

M 氏：お仕事やその他で，最近，普段と違った動作や運動などを始めたりされていませんか？

Aさん：そういえば，友人に歩かないと筋力が落ちると言われたので数か月前から歩く量を増やしています.

[変形性膝関節症の活動性の程度や滑液包炎の可能性を確認します.]

M 氏：歩かれるときには階段を昇り降りすることはありますか？

Aさん：はい，あります.

M 氏：階段は昇るときか降りるときのどちらで痛みは出やすいですか？

Aさん：特に階段を降りるときに痛みが出ます《P》③.

[変形性膝関節症の発生部位として大腿脛骨関節に加えて，膝蓋大腿関節の病態の可能性を確認します.]

⇒新しい情報を加えてOPQRSTを更新し，特徴ある医学情報を抽出します.

— **OPQRST 3** — 下線は，さらに追加された情報です.

発症様式：O	①②③
増悪・寛解因子：P	①②③階段を降りる動作で痛みが出やすい.
症状の性質・程度：Q	①②③④膝の曲げ伸ばしでひっかかり感はない. ⑤膝を伸ばしきることはできず，曲げこむとつまる感じがする.
部位・放散の有無：R	①②
随伴症状：S	①②③④⑤⑥⑦夜間痛はない.
症状の時間経過：T	①②
感情	①
解釈	①
影響	①
既往歴	①②③

特徴ある情報3

特徴ある情報1 ＋ 特徴ある情報2　階段を降りる動作で痛みが出現. 膝の完全伸展や完全屈曲ができない. 夜間痛なし.

特発性骨壊死は60歳以上の女性に多い．初期に激痛がある例が多いが，疼痛発作がない症例もあるとされており，また変形性膝関節症の症状と大差のない例もあります．大腿骨内側顆関節面に好発し，関節可動域制限も軽度であることから，夜間痛の有無などの確認は必要とされています．また，膝関節のひっかかり感がないことから半月板変性断裂の可能性は低くなります．

変形性膝関節症の程度の見極めとして，完全伸展や完全屈曲の確認をして進行度の確認を行います．さらに，仕事や生活の中で，痛みの原因となっている出来事を聴取し，歩く量が増えていることから，最近生じた炎症反応の原因を探っていきます．加えて，膝の動かし始めや階段を降りる時に痛みが出やすいことから，変形性膝関節症に由来した特有の症状と判断します．

➤M氏は，検証の裏づけとなる身体所見の確認・徒手検査・触診を行います．

ステップ 5　身体所見・徒手検査

- 膝蓋腱反射・アキレス腱反射　左右とも正常
- 徒手筋力テスト（MMT）左右とも正常
- 膝関節の内反変形　あり
- 膝蓋跳動陽性
- 大腿周径差　左右差なし（左右ともに内側広筋の萎縮あり）
- 関節可動域制限　完全屈曲，完全伸展不能
- 膝関節の嵌頓症状，引っかかり感　左右ともなし
- 大腿内側部（Hunter管）チネルサイン陰性
- patellar compression test 陰性
- ワトソン・ジョーンズテスト陰性

[触診]

- 膝蓋骨内側縁部　圧痛なし
- 脛骨内側顆　圧痛なし
- 鵞足部　圧痛なし
- 大腿骨内側顆関節面辺縁部の骨性隆起触知
- 脛骨内側顆関節面辺縁部の骨性隆起触知
- 膝関節内側裂隙部　圧痛あり

⇒ここでType 2プロセスにより，これまでの医療面接・徒手検査の結果を振り返ります．

――症例 3 （ステップ 1~5） の振り返り

●（ステップ 1） 医学情報の整理

①71 歳女性. 1か月前に右膝内側の痛みを発症. 坐位からの立ち上がり, 布団から起き上がるときに出現.

②急な腫れ, 発熱, 他の関節も含めた朝のこわばりなし. 腰の動きに連動する膝の痛み, 継続歩行によるしびれや痛みはなし.

③階段を降りる動作で痛みが出現. 膝の完全伸展, 完全屈曲ができない.

●（ステップ 2） 診断仮説の設定と （ステップ 3） 順位づけ（①②③④⑤⑥）

（ステップ 2）	○よくある～可能性が高い疾患·病態		○見逃してはいけない疾患・病態
（ステップ 3）	変形性膝関節症	①	偽痛風
	半月板変性断裂	②	化膿性関節炎
	特発性骨壊死	④	関節リウマチ
	脆弱性骨折	⑤	ステロイド関節症
	伏在神経絞扼障害	⑥	腰部脊柱管狭窄症
	滑液包炎	③	閉塞性動脈硬化症
			神経病性関節症(Charcot 関節)

（ステップ 4） 診断仮説の検証

✓関節注射の既往はあるか？　→　化膿性関節炎, ステロイド関節症の確認

✓急激な関節腫脹と熱感があるか？　→　偽痛風, 化膿性関節炎の確認

✓朝のこわばりや他の関節痛があるか？　→　関節リウマチの確認

✓腰の動きや継続歩行にて下肢へ症状が出現するか？
　→　腰部脊柱管狭窄症, 閉塞性動脈硬化症の確認

✓外傷の既往はあるか？　→　半月板変性断裂や脆弱性骨折の確認

✓安静時痛や夜間痛があるか？　→　特発性骨壊死の確認

✓膝のひっかかり感があるか？　→　半月板変性断裂の確認

✓膝を酷使する姿勢や動作があるか？　→　変形性膝関節症, 滑液包炎の確認

✓動作開始時に痛みがあるか？　→　変形性膝関節症の程度確認

✓膝の完全伸展や完全屈曲はできるか？　→　変形性膝関節症の進行度の確認

✓階段昇降時に痛みがあるか？　→　変形性膝関節症の部位の確認

ステップ 5 身体所見・徒手検査

陽　性	正常または陰性
・膝関節の内反変形 ・内側広筋の萎縮 ・膝蓋跳動 ・関節可動域制限 （完全屈曲，完全伸展不能） ・膝関節内側裂隙部の圧痛 ・大腿骨内側顆関節面辺縁部の骨性隆起 ・脛骨内側顆関節面辺縁部の骨性隆起	・関節部の著明な腫脹と熱感 ・膝蓋腱反射，アキレス腱反射 ・徒手筋力テスト（MMT） ・膝関節の嵌頓症状，引っかかり感 ・大腿内側部（Hunter 管）チネルサイン ・patellar compression test ・ワトソン・ジョーンズテスト ・膝蓋骨内側縁部の圧痛 ・脛骨内側顆の圧痛 ・鵞足部の圧痛

⇒振り返りにより病態把握の間違い（診断エラー）がないことを確認したので［ステップ 6］に進みます．

ステップ 6 鑑別疾患の分類と最終鑑別

医療面接からも腰椎疾患や血管性疾患由来の症状でないと判断できますが，深部腱反射が正常であったこと，また，大腿内側部（Hunter 管）チネルサインが陰性であることから神経障害は除外できると判断します．

立位による視診で下肢のアライメント異常として外反膝変形がみられ，膝関節の局所所見として，膝蓋跳動にて膝蓋骨下の軽度の関節内液貯留が疑われること，大腿周径にて内側広筋の萎縮がみられること，膝関節可動域の確認にて嵌頓症状や引っかかり感はなく，ワトソン・ジョーンズ（Watson-Jones）テストが陰性なため，半月板変性断裂の可能性は低くなります．しかし，徒手検査よりも圧痛点の確認が病態をより反映するとされていることから，膝関節の内側部の詳細かつ入念な触診を実施する必要があります．膝蓋骨内側縁部，大腿骨内側顆部，脛骨内側顆部，鵞足部に圧痛がないことから脆弱性骨折は除外できますが，大腿骨内側顆関節面辺縁部，脛骨内側顆関節面辺縁部の骨性隆起は触知され，膝関節内側裂隙部に圧痛が認められることから変形性膝関節症の疑いが強いと判断できます．

膝の外傷の既往がなく，炎症性疾患の可能性がある場合や腰椎疾患や血管性疾患に由来する症状が少しでも疑われたら，速やかに医師へ紹介する必要があります．そして，関節リウマチは柔道整復術の不適応であるため，疑わしい症状があれば医師へ紹介します．また，安静時痛や夜間痛の訴えがある場合も，特発性骨壊死の可能性があるため，医師へ紹介する必要があります．

膝関節の局所所見で，膝のひっかかり感がなければ半月板変性断裂の可能性も低くなります．また，骨粗鬆症の既往があるため脆弱性骨折の疑いがあるが，大腿骨内側顆部や脛骨内側顆部の圧痛がなければ除外できると判断します．

上記を考慮した上で，動き初めの膝の痛み，軽度の膝関節内反変形，内側広筋の萎縮，膝蓋跳動，軽度の関節可動域制限，膝関節内側裂隙の圧痛が認められる場合は，変形性膝関節症に由来する症状の可能性は高くなります．その場合，関節の状態を明確にするため医師への紹介が必要です．そのうえで，柔道整復術が適応される場合は医師と治癒目標を共有し，連携をとりながら施術をしていきます．

	柔道整復術の適応（医師との連携を含む）	**柔道整復術の不適応**
よくある疾患	変形性膝関節症 半月板変性断裂 滑液包炎 脆弱性骨折 伏在神経絞扼障害	偽痛風 関節リウマチ 特発性骨壊死 腰部脊柱管狭窄症 閉塞性動脈硬化症
重症度の高い疾患	脆弱性骨折	偽痛風 化膿性関節炎 ステロイド関節症 神経病性関節症 （Charcot 関節）

➤M 氏は，臨床推論の結果として，A さんの痛みの原因は，変形性膝関節症と最終鑑別しました．

参考文献

1）中村利孝，松野丈夫：標準整形外科学　第 13 版．医学書院，2017：664-677，951-952．
2）中村耕三，宗田大：膝の痛みクリニカルプラクティス．中山書店，2010：18-26，224-229．

症例 4　軽い打撲の後に長引く膝の痛み

右膝の痛みで M 接骨院に来院した初診の患者さん.

予診票より

Aさん：男性　12 歳　小学生　サッカークラブに所属 [既往歴]［アレルギー歴］［服薬歴］［家族歴］特記事項なし

[A さんは，待合室から少し右下肢を引きずるようにして診察室に入ってきました．標準体型の少年です．]

ステップ 1　情報収集による問題把握

⇒医療面接で OPQRST を意識し，主訴を明確にします.

医療面接

M　氏：こんにちは．施術を担当します M です．お名前は A さんでよろしいでしょうか？

A さん：はい．よろしくお願いします.

M　氏：今日は膝が痛くて来られたのですね．詳しくお話を聞かせてください.

A さん：はい．僕は今，サッカークラブに所属して頑張っています．ポジションはボランチです．1 か月前**《T》**①，サッカーボールが膝の内側にぶつかって，それから痛みが取れません**《O》**①．それほど強く当たったわけではなく痛みも強くなかったので，軽い打ち身かと思っていた**[解釈]**①**《Q》**①のですが，ここ 2 週間は思うように練習ができなくて**《T》**②，練習を休んでいます．このままではレギュラーから外されてしまうのではないかと心配です**[感情]**①.

M　氏：A さんはサッカーをとても頑張っているのですね．どのような時に症状が出ますか？

A さん：しばらくは，ぶつけたところを押したり，走ったり，ボールを蹴ったりすると軽く痛むだけだった《Q》② のですが，2 週間前からは準備運動の時と，歩いているときにも時々痛みがあります《Q》③《O》②.

M 氏：痛みが強くなった原因に思い当たることはありますか？

A さん：わかりません．特に無理をしたわけではないのに，だんだんひどくなってきたので来ました．我慢してサッカーをしても全力でできず，練習を最後まで続けられないので今は休んでいます．

M 氏：それは辛いですね．どこが痛むか指でさして教えてください．

[「膝」の範囲は広く，大腿脛骨関節だけでなく大腿骨遠位および脛骨近位，さらに膝蓋骨付近を指している場合もあるため正確な局在を確認します．]

A さん：ボールがぶつかったのはここ《R》①で，今も同じ場所が痛みます（**図 1**）.

M 氏：膝の内側のやや上の部分が痛むのですね．他の症状はありますか？

[随伴症状の有無を確認します．]

A さん：左膝と比べると腫れているような気がします《S》①．気になるのは痛みと腫れだけです．

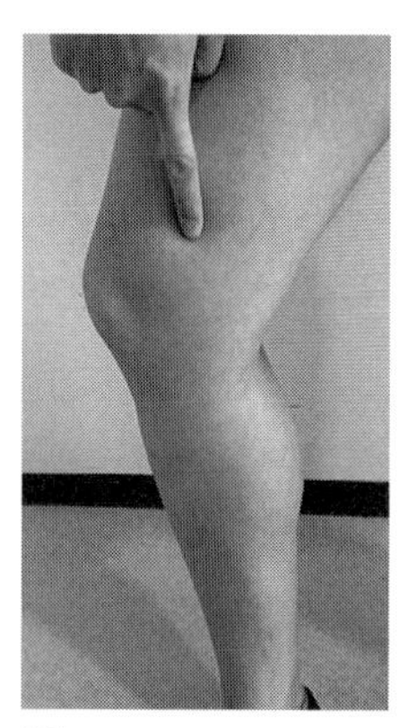

図 1

— OPQRST 1 —

発症様式：O	①サッカーボールが膝の大腿遠位部に当たってから痛みが取れない.
	②2 週間前から，原因なく準備運動や歩行でも痛む．疼痛は増悪傾向.
増悪・寛解因子：P	—
症状の性質・程度：Q	①それほど強くぶつけたのではなく痛みも少なかった.
	②打撲部（大腿骨遠位内側）の圧痛があり，疾走やボールを蹴るなどの動作で痛む.
	③準備運動や歩行でも痛む.
部位・放散の有無：R	①部位は大腿遠位部の内側に限局している．疼痛の放散はない.
随伴症状：S	①膝周囲に腫脹がみられる.
	②大腿骨遠位内側以外に疼痛はない.
症状の時間経過：T	①1 か月前にサッカーボールがぶつかり受傷した.
	②2 週間前から症状が増悪している.
感情	①レギュラーを外されてしまうのではないかと不安である.
解釈	①軽い打撲と思っていた.

M　氏：確かに膝の周りが少し腫れていますね．他に痛む場所はありますか？

［「膝の腫れ」は，関節内の水腫や血腫による場合と関節外が腫れている場合があるので注意します．］

Aさん：痛いのはここだけです（再び指で示す）《S》②.

⇒医療面接で得られた情報から，OPQRST を明確にします：**OPQRST1.**

⇒ OPQRST から，患者さんの臨床問題を要約します．

臨床問題の要約

Aさん：男性　12歳　小学生　サッカークラブに所属（ポジションはボランチ）

【主　訴】右膝内側（大腿骨遠位部）の疼痛と腫脹

【現病歴】1か月前にサッカーボールで打撲したが，軽症だったため放置していた．その後軽度の疼痛と腫脹が続いていた．2週間前より特に原因なく症状が増悪した．現在は疾走だけでなく歩行でも痛みがある．症状は右膝の大腿遠位部内側に限局している．

⇒臨床問題の要約から，特徴ある医学情報を抽出します．

特徴ある情報1

12歳　男性

1か月前にサッカーボールで打撲したが，軽症であったため放置．その後，軽度の疼痛が続いていたが，2週間前から特に原因なく疼痛と腫脹が増悪．症状は右膝（大腿遠位部内側）に限局，疾走や歩行で増悪．

⇒臨床問題の把握ができたら，［ステップ2］に進みます．

ステップ 2　診断仮説の設定

⇒情報を基に，診断仮説をたてます．

1か月前のサッカーボールによる打撲の痛みが軽減しないのは，軽い打撲だったと患者は主張していますが，骨挫傷を起こすなど軽症ではなかった可能性もあります．2週間前からの症状増悪についても，患者は無理をしていないと主張していますが，サッカークラブのレギュラー争いを気にしていることから，無理をして練習をし続けた可能性も念頭に置きます．疼痛の部位は膝で，年齢的にもサッカー少年であるという点からも，スポーツ障害も考慮します．部位は膝の内側であることから，内側側副靱帯と内側半月板の損傷も考慮します．さらに小児においては，股関節疾患の関連痛が大腿部や膝部にみられることが多いことから，股関節疾患も考慮します．また，当該部位は伏在神経の絞扼障害における疼痛発現部位でもあります．腫脹に関しては，受傷時の皮下出血に起因するものなのか，それとも他の原因の炎症によるものなのかを考えます．また，10 代から 20 代の患者の下肢を診る場合，膝関節周囲は骨肉腫の好発部位であることを忘れてはなりません．

➤M氏は，診断仮説を作成しました．

診断仮説 1	○よくある疾患・病態	○見逃してはいけない疾患・病態
	打撲	大腿骨頭すべり症
	骨挫傷	ペルテス病
	鵞足炎	化膿性股関節炎
	腸脛靱帯炎	骨肉腫
	オスグッド病・膝蓋腱炎	
	半月板損傷	
	内側側副靭帯損傷	
	単純性股関節炎	
	伏在神経絞扼障害	

⇒次に診断仮説について可能性の高さから順位づけを行います．

ステップ 3　診断仮説の順位づけ

診断仮説 2	○可能性が高い疾患・病態
	①打撲　②骨挫傷　③鵞足炎　④内側側副靭帯損傷　⑤内側半月板損傷　⑥股関節疾患　⑦伏在神経絞扼障害　⑧骨肉腫

打撲の事実があることから，打撲と骨挫傷を上位とします．次いで，患者の背景から各種のスポーツ障害を念頭に置く必要があります．定型的な部位（脛骨近位内側）より近位ですが，疼痛が内側に限局しているという観点から鵞足炎も考慮します．また，単純性股関節炎，化膿性股関節炎，大腿骨頭すべり症，ペルテス病などの股関節疾患，伏在神経絞扼障害，さらに骨肉腫も否定できないため，

下位に残します．半月板損傷は，若年であること，また大腿脛骨関節に関連する外傷のエピソードがなく，また疼痛が小児に症状の出やすい円板状半月がみられる外側ではないという点から可能性は低いと考えられますが，除外には至りません．圧痛の部位から，内側側副靭帯損傷も除外には至りません．スポーツ障害の中でも腸脛靭帯炎，オスグッド病・膝蓋腱炎は，疼痛部位が明らかに異なるため除外します．

⇒診断仮説がそろい，順位づけできたので，つぎは診断仮説の検証です．

ステップ 4　診断仮説の検証

➤M 氏，診断仮説の絞り込みをするために“重点的質問”をしていきます．

医療面接

M　氏：最初の打撲の時，あざができませんでしたか？

A さん：いいえ．痛みも強くなく，内出血もなかった《S》③ので軽い打撲かなと思ったのです．

M　氏：打撲と同時に，またその後，膝をひねったりはしていませんか？

A さん：いいえ．打撲だけで，膝をひねってはいません《O》③．

M　氏：体温を測ってみましょう．36.5℃《S》④ですね．頭痛や体がだるいなどの症状はありますか．

A さん：ありません．膝が痛いほかは元気です．

M　氏：今までに似たような症状が出たことはありますか？

— OPQRST 2 —　下線が追加された情報です．

発症様式：O	①②③受傷時から現在までの間に，膝をひねってはいない．
増悪・寛解因子：P	—
症状の性質・程度：Q	①②③
部位・放散の有無：R	①②股関節部に自覚症状はない．
随伴症状：S	①②③打撲時，皮下出血斑はみられなかった． ④体温は平熱である．
症状の時間経過：T	①②
感情	①
解釈	①
既往歴	①今まで似たような症状が出たことはない．

Aさん：ありません **[既往歴]**①.

M 氏：股関節に痛みが出たり，力が入らなかったことはありますか？

Aさん：ありません．膝だけです《**R**》②.

⇒新しい情報を加えてOPQRSTを更新（**OPQRST2**）し，特徴ある医学情報を抽出します.

特徴ある情報2

特徴ある情報1 ＋ 打撲時，皮下出血斑は出現しなかった．体温は平熱．股関節部の自覚症状はない.

解説・ヒント

疼痛は自覚症状だけでは判断できません．丁寧な触診，徒手検査が必須です．［ステップ5］で詳しくみていきましょう．受傷時の疼痛が軽度であり，また「内出血」，つまり皮下出血斑が出なかったということはやはりそれほど強い打撲ではなかったと考えられます．また，小児の股関節疾患のように，病巣と疼痛の部位が離れて現れるという特徴のある疾患を常に検討する必要があります．小児の股関節疾患で最もよくみられるのは単純性股関節炎です．これは先行する発熱などの感冒症状がみられることも多く（もちろん，発熱がない場合もあります），化膿性股関節炎の場合は特に体温が参考となります．また，この症例は，エピソード（軽い打撲）に対して典型的な経過をたどっていないことに注意を払わなければなりません.

➤M氏は，柔道整復師が対応すべき疾患ではない可能性を念頭に置きながら，判断を確実にするため質問を絞り込みます.

M 氏：痛みが出てからのサッカーの練習時間は週に何回，何時間くらいでしたか？

Aさん：いつもは毎週3回，毎回2時間くらい練習していました．でも，痛みが出てからは痛くてあまり動けないので，練習は週に1回にしましたが，30分くらいしかできませんでした．今はサッカーの練習は休んでいます．僕は運動が大好き **[生活歴]**① なのですが，大好きな体育の授業も痛みのために休んでいます.

M　氏：そうですか，運動が好きなのにそれは辛いですね．サッカーや体育を休んでみて，痛みや腫れがよくなっている感じはしますか？

Aさん：いいえ，休んでいるのによくならない《**P**》①のです．

M　氏：夜寝るときに痛みはありますか？　眠れていますか？

Aさん：痛みはなく眠れていますが，そういえば最近，布団に入った後にも右膝にだるい感じがあります《**P**》②．

⇒新しい情報を加えてOPQRSTを更新し，特徴ある医学情報を抽出します．

— OPQRST 3 —　下線は，さらに追加された情報です．

発症様式：O	①②③
増悪・寛解因子：P	①サッカーや体育を休んでも症状が軽減しない． ②夜間痛はなく眠れているが，就寝後も膝にだるさがある．
症状の性質・程度：Q	①②③
部位・放散の有無：R	①②
随伴症状：S	①②③④
症状の時間経過：T	①②
感情	①
解釈	①
既往歴	①
生活歴	①運動が大好きである．

特徴ある情報 3

特徴ある情報1　サッカーや体育の授業を休んでも症状が軽減しない．
＋
特徴ある情報2　夜間痛はなく眠れているが，就寝時にも膝にだるさがある．

解説・ヒント

運動の休止によって症状が軽減しないことがわかりました．また，運動が大好きな少年がサッカーだけでなく体育の授業を休むレベルで困っていることも明らかとなり，夜間痛にまでは至らないものの非荷重，安静状態でのだるさがあることもわかりました．柔道整復師が対象とする疾患ではない可能性が高くなりました．

➤M 氏は，検証の裏づけとなる徒手検査と触診を行います．

ステップ 5 身体所見・徒手検査

[触診・運動診]
- 股関節部：圧痛なし，可動域制限なし
- 内転筋管出口：圧痛なし
- 鵞足部：圧痛なし
- 内側側副靭帯：圧痛なし
- 膝関節部：圧痛なし，可動域制限なし，膝関節周囲に漠然とした腫脹あり
- 大腿骨遠位内側：圧痛あり

[徒手検査]
- ドレーマン徴候：陰性
- マクマレーテストなど半月板損傷の各種徒手検査：陰性
- 外反ストレステスト：疼痛，動揺性ともに陰性
- 膝蓋跳動：陰性

解説・ヒント

① **打撲**：エピソードがあり，かつ圧痛がみられることから否定はできませんが，典型的経過をたどらずむしろ悪化していることから可能性はかなり低いと考えられます．

② **骨挫傷**：上記①に加え，受傷時の衝撃が大きくはなかったことが示唆されているため，可能性はさらに低いと考えられます．

③ **鵞足炎**：同部に圧痛がみられないことから除外します．

④ **内側側副靭帯損傷**：受傷のエピソードなし．圧痛がなく，徒手検査が陰性だったことから除外します．

⑤ **内側半月板損傷**：受傷のエピソードなし．関節裂隙の圧痛がなく，徒手検査が陰性だったことから除外します．

⑥ **股関節疾患**：圧痛も可動域制限もなく，大腿骨頭すべり症でみられるドレーマン（Drehmann）徴候などの徒手検査が陰性だったことから除外します．

⑦ **伏在神経絞扼障害**：内転筋管出口部に圧痛がなかったことから除外します．

⑧ **骨肉腫**：圧痛と腫脹が好発部位であり，打撲が長引くなどの症状から想起すべき疾患ではありますが，治療だけでなく検査についても接骨院での対応には限界があると考えられます．いたずらに治療を行うことは絶対禁忌です．

⇒ここで Type 2 プロセスにより，これまでの医療面接・徒手検査の結果を振り返ります．

症例 4 （ステップ 1～5） の振り返り

●（ステップ 1） 医学情報の整理

①12 歳男性．1 か月前にサッカーボールで打撲したが，軽傷であったため放置．その後，軽度の疼痛が続いていたが，2 週間前から特に原因なく疼痛と腫脹が増悪．症状は，右膝（大腿遠位部内側）に限局，疾走や歩行で増悪．

②打撲時，皮下出血斑は出現しなかった．体温は平熱．股関節部の自覚症状はない．

③サッカーや体育の授業を休んでも症状が軽減しない．夜間痛はなく眠れているが，就寝時にも膝のだるさがある．

●（ステップ 2） 診断仮説の設定と （ステップ 3） 順位づけ（①②③④⑤⑥⑦⑧）

（ステップ 2）	○よくある～可能性が高い疾患·病態		○見逃してはいけない疾患・病態	
（ステップ 3）	打撲	①	大腿骨頭すべり症	—
	骨挫傷	②	ペルテス病	—
	鵞足炎	③	化膿性股関節炎	—
	腸脛靭帯炎	—	骨肉腫	⑧
	オスグッド病・膝蓋腱炎	—		
	半月板損傷	⑤		
	内側側副靭帯損傷	④		
	単純性股関節炎	⑥		
	伏在神経絞扼障害	⑦		

（ステップ 4） 診断仮説の検証

✓外傷の既往はあるか？　外力の程度は？　→　外傷の有無とその程度の確認

✓圧痛の部位は？

→　鵞足炎，腸脛靭帯炎，オスグッド病，側副靭帯損傷など部位からの推論と確認

✓腫脹はあるか？　その程度は？

→　外傷に起因するか，他疾患が原因であるかの確認

✓皮下出血斑はあるか？　その程度や範囲は？

→　打撲や骨折・骨挫傷に関する確認

✓関節の動揺性や嵌頓症状はあるか？→　膝関節の靭帯および半月板損傷の確認

✓主訴と離れた部位の疼痛があるか？

→　末梢神経絞扼障害，股関節疾患（特に小児）の確認

✓膝蓋跳動はあるか？　→　膝関節内の水腫や血腫の確認

✓膝関節の可動域障害はあるか？　→　膝関節疾患との関連性の推論と確認

✓股関節の可動域障害はあるか？　→　股関節疾患との関連性の推論と確認

✓運動の休止により疼痛が寛解するか？

→　スポーツ障害であるか否かの推論と確認

✓夜間痛や安静時痛があるか？　→　腫瘍性疾患の確認

✓体温はどうか？　→　単純性股関節炎，化膿性股関節炎を確認

(ステップ 5) 身体所見・徒手検査

陽　性	正常または陰性
・股関節部：圧痛なし，可動域制限なし ・内転筋管出口：圧痛なし ・鵞足部：圧痛なし ・内側側副靱帯：圧痛なし ・膝関節部：圧痛なし，可動域制限なし，膝関節周囲に漠然とした腫脹あり ・大腿骨遠位内側：圧痛あり	・ドレーマン徴候：陰性 ・マクマレーテストなど半月板損傷の各種徒手検査：陰性 ・外反ストレステスト：疼痛，動揺性ともに陰性 ・膝蓋跳動：陰性

⇒振り返りにより判断エラーがないことを確認したので[ステップ6]に進みます．

(ステップ 6) 鑑別疾患の分類と最終鑑別

この症例は，「膝周囲」，そして「軽い打撲」というエピソードの後に「痛みが長引く」という典型的ではない経過をたどっています．様々な問診や触診，徒手検査においても決め手に欠けるため，憶測（特に，サッカー少年だからスポーツ障害であろう，という安易な判断）と根拠に欠ける治療の開始は絶対に行ってはいけません．特に骨肉腫は膝関節周囲（大腿骨遠位部と脛骨近位部）での発生が全症例の60～80%を占めるといわれ，10歳代から20歳代の男性に多い疾患であることが知られています．日本においては100万人あたり2例の発症とされ，まれな疾患ではありますが，早期発見と早期治療開始が生命予後に直結する，見逃

してはならない疾患です．疑わしいものは早期に専門医に託すことが求められます．肺転移の有無と程度が生命予後に大きく関与します．また，この症例の患部は大腿骨遠位部でしたが，患部が脛骨近位部であった場合は脛骨疲労骨折（疾走型）との鑑別も必要です．

打撲，骨挫傷は柔道整復術の適応となりますが，骨挫傷で疼痛が強いものは医師の対診を必要とします．鵞足炎，腸脛靭帯炎，オスグッド病・膝蓋腱炎などの主にスポーツ障害として発生するものは，柔道整復師の施術の対象となります．しかし，先述したように，一度判断をしたとしても典型的でない経過や症状を示す症例はいたずらに治療を長引かせず，早期に医師の対診を依頼します．

また，特に小児の股関節疾患は，疼痛が大腿部や膝部にみられることが多く注意が必要です．疼痛部位だけでなく股関節の検索も怠らないようにしましょう．

	柔道整復術の適応（医師との連携を含む）	**柔道整復術の不適応**
よくある疾患	打撲 骨挫傷 鵞足炎 腸脛靭帯炎 内側側副靭帯損傷（軽度） オスグッド病・膝蓋腱炎 伏在神経絞扼障害	単純性股関節炎
重症度の高い疾患	内側側副靭帯損傷（重度） 半月板損傷	大腿骨頭すべり症 ペルテス病 化膿性股関節炎 骨肉腫

➤M氏は，臨床推論の結果として，Aさんの痛みの原因は，骨肉腫の可能性を含む，柔道整復師の対応すべき疾患ではないと最終鑑別しました．

参考文献

1）土屋弘行．骨肉腫．今日の整形外科治療指針　第7版．2016.
2）中川巧．膝痛（膝内障，Osgood-Schlatter 病を含む）．今日の小児治療指針　第16版．2015.

6　足部の痛み

症例 1　長時間歩くと親指の付け根が痛くなる

親指の付け根の痛みで H 接骨院に来院した初診の患者さん．

予診票より

Aさん：女性　36 歳　保険セールスレディ
［既往歴］［アレルギー歴］［服薬歴］［家族歴］特記事項なし

［A さんは待合室で椅子に座り，予診票を記入していました．待合室から診察室に移動する際，歩行や姿勢に問題はなさそうです．］

ステップ 1　情報収集による問題把握

⇒医療面接で OPQRST を意識し，主訴を明確にします．

医療面接

H　氏：こんにちは．施術を担当します H です．お名前は A さんでよろしいでしょうか？

A さん：はい．よろしくお願いします．

［表情や発声から痛みを耐えているような様子は見受けられないため，安静時痛はないか，あっても軽度と考えられます．］

H　氏：今日はどうなさいましたか？

A さん：2,3 週間前から《**T**》①，長い時間歩いている《**O**》①と徐々に《**Q**》①親指の付け根《**R**》①が痛くなってきます．湿布を貼って様子を見ていましたが，やはり長時間歩いていると痛みがぶり返してくるので，心配になりました［**感情**］①．

H　氏：なるほど，わかりました．それでは詳しくお話を伺っていきますね．

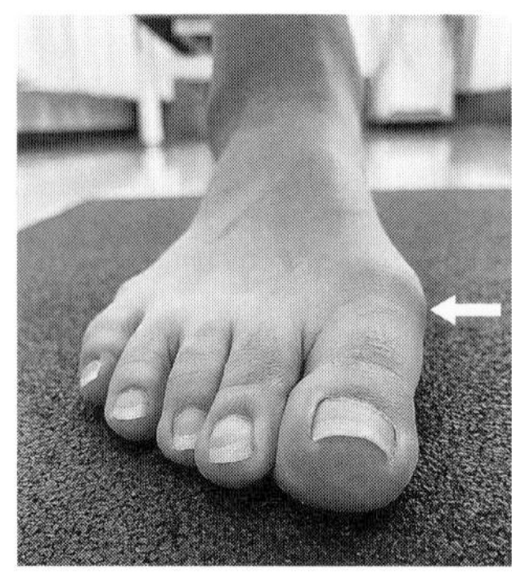
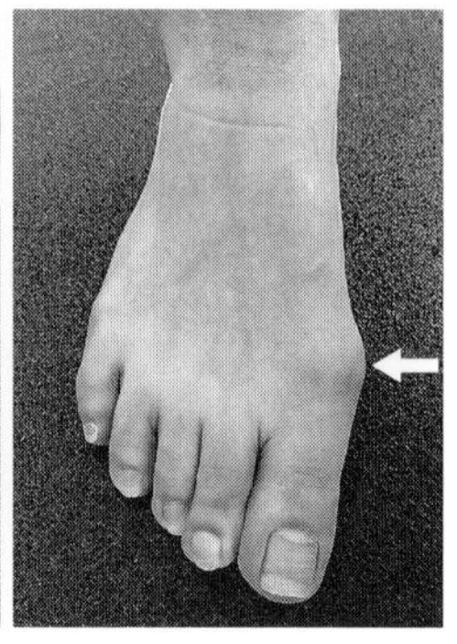

図1

Aさん：はい，お願いします．

H　氏：親指の一番痛い場所を教えてください．

Aさん：はい，ここが一番痛みます《R》②（図1）．

［疼痛部位は，骨なのか軟部組織なのか，関節全体か靭帯かなどの局在を探ります．］

H　氏：痛みは長時間歩いた時だけに出現しますか？

Aさん：はい，特にハイヒールを履いて歩いた際《P》① に痛みが出やすいような気がします．

H　氏：親指の付け根以外に痛む場所はありますか？

Aさん：いいえ，ありません《S》①．

H　氏：他に痛む場所はないんですね．では，しびれたり感覚がおかしい場所はありますか？

Aさん：いいえ，それもありません《S》②．

— OPQRST 1 —

発症様式：O	①長時間の歩行時
増悪・寛解因子：P	①ハイヒールでの長時間の歩行
症状の性質・程度：Q	①徐々に痛みが出る．
部位・放散の有無：R	①親指の付け根
	②親指の付け根の内側が最も痛い．
随伴症状：S	①親指の付け根以外に痛む場所はない．
	②しびれや感覚異常はない．
	③朝のこわばりはない．
症状の時間経過：T	①2，3週間前から
感情	①長時間歩いていると痛みがぶり返してくるので心配．

H 氏：朝起きたときに，こわばりを感じることはありますか？

Aさん：いいえ，ないですよ《S》③.

⇒医療面接で得られた情報から，OPQRSTを明確にします：**OPQRST1**.

⇒OPQRSTから，患者さんの臨床問題を要約します.

臨床問題の要約

Aさん：女性 36歳 保険セールスレディ

【主 訴】親指の付け根の痛み

【現病歴】2,3週間前から，長い時間歩いていると徐々に親指の付け根の痛みが発症した．最も痛い部位は親指の付け根の内側である．ハイヒールでの長時間歩行で痛みが出現しやすい.

親指の付け根以外に痛む場所やしびれるような場所はなく，朝のこわばり感もない.

⇒臨床問題の要約から，特徴ある医学情報を抽出します.

特徴ある情報1

女性 36歳

2，3週間前，長い時間歩いていると徐々に母趾MTP関節内側の痛みを発症．ハイヒールでの長時間歩行で疼痛が出現しやすい.

母趾MTP関節以外の疼痛はなく，感覚異常や朝のこわばり感もない.

⇒臨床問題の把握ができたら，［ステップ2］に進みます.

ステップ 2 診断仮説の設定

⇒情報を基に，診断仮説をたてます.

主訴の母趾MTP関節の内側の痛みは2，3週間前から発症し，長時間の歩行時に出現します.

ハイヒールでの長時間歩行の際に痛みが強く出やすく，仕事柄歩く時間が長いことが影響していると考えられます．モートン病はハイヒールの常用などが原因で，第3・4趾中足骨頭間に多い疾患で感覚異常を生じます．この症例では感覚異常を認めないことからその可能性は低いと考えます．また，朝のこわばり感がみられないことから，関節リウマチの可能性は低いと考えます.

➤H氏は，診断仮説を作成しました.

診断仮説 1	○よくある疾患・病態	○見逃してはいけない疾患・病態
	外反母趾	痛風
	種子骨障害	関節リウマチ
	強剛母趾	モートン病
	変形性関節症	

⇒次に診断仮説について可能性の高さを決める順位づけを行います.

ステップ 3　診断仮説の順位づけ

診断仮説 2	○可能性が高い疾患・病態
	①外反母趾　②種子骨障害　③強剛母趾　④痛風　⑤変形性関節症

患者さんの性別, 年齢や痛みの出ている部位と状況から外反母趾を上位に持っていきます.

⇒診断仮説がそろい, 順位づけできたので, つぎは診断仮説の検証です.

ステップ 4　診断仮説の検証

➤H氏は, 診断仮説の絞り込みをするために“重点的質問”をしていきます.

医療面接

H　氏：これまでに, 親指のケガをしたことはありますか？

Aさん：いいえ, ありません **[既往歴]**①.

H　氏：ご自身で親指の付け根の裏側を押して, 痛みを感じますか？

Aさん：いいえ, 特にありません《**R**》③.

H　氏：長時間歩いた際に親指の付け根の裏側は痛くなりますか？

Aさん：いいえ, なりません《**R**》④.

[足底側の疼痛はないようです.]

H　氏：親指の甲側に痛みはありますか？

Aさん：いいえ, ありません《**R**》⑤.

［背側の疼痛はないようです.］

H 氏：痛みや腫れは，親指の付け根全体に出ますか？

Aさん：いいえ，内側だけに出ます《R》⑥.

H 氏：親指が曲がったり反ったりという変形は見られますか？

Aさん：特にないと思います《S》④.

［鉤爪趾，ハンマー趾やマレット趾などの変形はないようです.］

⇒新しい情報を加えてOPQRSTを更新し，特徴ある医学情報を抽出します.

— OPQRST 2 — 下線が追加された情報です.

発症様式：O	①
増悪・寛解因子：P	①
症状の性質・程度：Q	①
部位・放散の有無：R	①②
	③⑤⑥親指の付け根の痛みは足底や足背にはなく，内側のみである.
	④長時間の歩行でも足底に痛みは生じない.
随伴症状：S	①②③④親指が曲がったり反ったりという変形はない.
症状の時間経過：T	①
既往歴	①足の親指のケガをしたことはない.
感情	①

特徴ある情報2

特徴ある情報1 ＋ 長時間の歩行で母趾MTP関節の内側に疼痛と腫脹が生じる.
母趾の外傷の既往や屈曲伸展変形はない.

母趾に外傷の既往はなく，外傷性関節症の可能性は低いと考えます．母趾MTP関節足底側に痛みがある場合は種子骨障害が考えられます．母趾MTP関節背側に痛みがあり，関節全周に腫脹などの炎症所見がある場合には強剛母趾が考えられます．足底側に疼痛がなく，MTP関節内側のみの疼痛であることから，種子骨障害と強剛母趾の可能性は低くなったと考えます.

鉤爪趾は神経筋疾患や靴の影響などで生じます．ハンマー趾は関節リウマチや下腿前方区画症候群などで，またマレット趾は靴の影響などで生じ，モートン病の患者にみられることがあります．これらの変形が認められていないことから，関節リウマチ，モートン病や急性外傷の可能性は低いと考えます.

➤H氏は，外反母趾を念頭に置きながら，痛みの部位を確実にするため質問を絞ります．

H　氏：朝，昼，晩で痛みや症状の変化はありますか？

Aさん：いいえ，変化はありません《Q》②．

H　氏：左足(健側)の痛みやこわばりはありますか？

Aさん：いいえ，ありません《S》⑤．

[症状の対称性を確認します．]

H　氏：家族内で痛風の方はいらっしゃいますか？

Aさん：いいえ，いません **[家族歴]**①．

H　氏：健康診断の血液検査で基準値から外れている項目はありませんでしたか？

Aさん：いいえ，ありません《S》⑥．

H　氏：痛みの度合いはいかがですか？

Aさん：えーと…

H　氏：歩けなくなるほど痛いとか…，どの程度の痛みでしょうか？

Aさん：歩けなくなるほどではないですが，だんだん痛みが出てきて嫌な感じです《Q》③．

解説・ヒント

左右対称性の朝のこわばりは関節リウマチの代表的な症状です．鑑別が困難な場合や患者さんが不安な場合などは本疾患を念頭に置いて専門医に紹介しましょう．

痛風の特徴は，痛風発作と呼ばれる激痛と腫脹がみられ，家系内に罹患者がいることです．男女比(約9：1)，更年期以前の女性であることなども鑑別のポイントになります．尿酸値が高くなるため，健康診断の数値についても確認しましょう．痛風は親指の付け根に発症することが多く，部位は一致していますが，疼痛の局在，出現様式や程度，家族歴から，痛風の可能性も低いと考えます．

関節リウマチは早期発見と早期治療が大切です．本症例では，可能性は低いのですが，さらに確認しておきます．左右対称性の朝のこわばりはなく，症状は右のみで非対称であることから関節リウマチの可能性は低くなりました．

⇒新しい情報を加えてOPQRSTを更新し，特徴ある医学情報を抽出します．

— OPQRST 3 — 下線は，さらに追加された情報です．

発症様式：O	①
増悪・寛解因子：P	①
症状の性質・程度：Q	①②朝・昼・晩で痛みや症状の変化なし ③歩けなくなるほどではないですが，だんだん痛みが出てくる嫌な感じ
部位・放散の有無：R	①②③④
随伴症状：S	①②③④⑤左足の痛みやこわばりなし ⑥健康診断の血液検査で基準値から外れている項目なし
症状の時間経過：T	①
既往歴	①
家族歴	①家族内で痛風の罹患者はいない．
感情	①

特徴ある情報 3

特徴ある情報 1 ＋ 特徴ある情報 2　疼痛は徐々に出現する不快な感じ．症状の日内変動なし．健康診断の血液検査で基準値を外れている項目なし．家族内で痛風の罹患者なし．

➤H氏は，検証の裏づけとなる徒手検査を行います．

ステップ 5 身体所見・徒手検査

- MTP関節部の軽度の腫脹，熱感
- 足底アーチ（内側，横）の低下
- IP関節内側に胼胝
- X脚傾向
- 外観上，軽度の外反母趾変形を認める．

外反母趾は，足底アーチの低下との関連性が高く，足底アーチは下肢のアライメントとの関連性が高いため，足底アーチの評価を行いましょう．歩行時に靴と母趾IP関節が擦れ，胼胝を認めることが多いです．このストレスにより母趾は外反方向へとストレスを受け続け，外反変形へと至ります．

⇒ここでType 2プロセスにより，これまでの医療面接・徒手検査の結果を振り返ります．

——症例 1 ステップ 1~5 の振り返り

●ステップ 1 医学情報の整理

① 36歳女性．2，3週間前から長時間歩いていると徐々に母趾MTP関節内側の痛みを発症．ハイヒールでの長時間歩行で疼痛が出やすい．母趾MTP関節以外の疼痛はなく，感覚異常や朝のこわばり感もない．

②長時間の歩行で母趾 MTP 関節の内側に疼痛と腫脹が生じる．母趾の外傷の既往や屈曲伸展変形はない．

③疼痛は徐々に出現する不快な感じ．症状の日内変動なし．健康診断の血液検査で基準値を外れている項目なし．家族内での痛風の罹患者なし．

●ステップ 2　診断仮説の設定と ステップ 3　順位づけ（①②③④⑤）

ステップ 2	○よくある～可能性が高い疾患·病態		○見逃してはいけない疾患・病態	
ステップ 3	外反母趾	①	痛風	④
	種子骨障害	②	関節リウマチ	
	強剛母趾	③	モートン病	
	変形性関節症	⑤		

ステップ 4　診断仮説の検証

✓母趾 MTP 関節部の外傷の既往はあるか？　→　変形性関節症の確認

✓母趾 MTP 関節足底部の疼痛や圧痛があるか？　→　種子骨障害の確認

✓長時間の歩行で足底側の疼痛が出現するか？　→　種子骨障害の確認

✓母趾 MTP 関節背側の疼痛があり，関節全体が腫れているか？
　→　強剛母趾の確認

✓母趾の屈曲伸展変形があるか？　→　強剛母指や関節リウマチ等の確認

✓疼痛の日内変動があるか？　→　関節リウマチの確認

✓左右対称性に朝のこわばりがあるか？　→　関節リウマチの確認

✓家族内で痛風の罹患者はいるか？　→　痛風の確認

✓健康診断で基準値を外れている項目はあるか？　→　痛風の確認

✓痛みは発作性に急激に強く出現するか？　→　痛風の確認

ステップ 5　身体所見・徒手検査

陽　性	正常または陰性
・MTP 関節部の軽度の腫脹，熱感 ・足底アーチ(内側，横)の低下 ・IP 関節内側に胼胝 ・X 脚傾向 ・外観上，軽度の外反母趾変形を認める．	・感覚障害

⇒振り返りにより判断エラーがないことを確認したので[ステップ6]に進みます．

ステップ 6 鑑別疾患の分類と最終鑑別

左右対称性に朝のこわばり感があれば関節リウマチ，また，母趾MTP関節の発作性の激しい疼痛は痛風の可能性があるため，医療機関を紹介します．母趾の外傷の既往がない，外傷性関節症の可能性は低い，MTP関節足底側に痛みがない，などから種子骨障害の可能性も低いと考えます．また，母趾MTP関節全体の腫脹などの炎症所見がみられないことから強剛母趾の可能性も低いと考えます．

モートン病は第1・2趾間に生じることはほとんどなく，足趾間の感覚障害，中足骨頭間足底に腫瘤を認め，同部にチネルサインを認めることから，判断は比較的容易です．モートン病が考えられる場合，医師との連携を図ります．保存療法では，ハイヒールの使用を禁止し，足底挿板により症状の軽減を図ります．本例ではこれらの疾患はすべて否定されました．

	柔道整復術の適応（医師との連携を含む）	**柔道整復術の不適応**
よくある疾患	外反母趾 種子骨障害 強剛母趾 モートン病	痛風
重症度の高い疾患	変形性関節症	関節リウマチ

➤H氏は，臨床推論の結果として，Aさんの痛みの原因は，外反母趾と最終鑑別しました．

参考文献

1）越智隆弘，越智光夫，高倉義典：最新整形外科学大系 18．下腿・足関節・足部．中山書店，2007：294，426．

症例 2　起床時に痛み，走っていると痛みが増強してくる

足の裏の痛みで H 接骨院に来院した初診の患者さん.

予診票より

Aさん：男性　38 歳　サラリーマン　スポーツ愛好家
[既往歴] [アレルギー歴] [服薬歴] [家族歴] 特記事項なし

[A さんは待合室で椅子に座り，予診票を記入していました．診察室へ移動するため椅子から立ち上がる際，下肢への荷重をためらうような動作が見られました．そのあとの歩行や姿勢には問題なさそうです．]

ステップ 1　情報収集による問題把握

⇒医療面接で OPQRST を意識し，主訴を明確にします.

医療面接

H　氏：こんにちは．施術を担当します H です．お名前は A さんでよろしいでしょうか？

A さん：はい．よろしくお願いします.

[表情や発声から痛みを耐えているような様子は見受けられず，安静時痛を抱えている可能性は低くなったと考えられます.]

H　氏：今日はどうなさいましたか？

A さん：ランニングが趣味で，週末に 10 ㎞走っているのですが，3 か月前から《**T**》① ランニング時に《**O**》① 徐々に足の裏に痛みが出てきています《**P**》①．足の裏が痛くて，歩くのも辛い時があります《**Q**》①．最近では痛みを気にして走る日や距離が少なくなっています.

　また普通に走れるようなりたいのですが，この痛みだと心配です **[感情]**①．練習仲間にも迷惑をかけてしまっています **[影響]**①.

H　氏：なるほど，わかりました．それでは詳しくお話を伺っていきますね．その痛みはズキッとした痛みでしたか？

Aさん：はい，そうです《**Q**》②.

H　氏：ほかに，足の裏の痛みと同時にしびれるような感覚はありますか？

Aさん：いいえ，ありません．広がるような感じではなく足の裏が痛いです《**R**》①．友人に痛風かもしれないといわれて不安です［**感情**］②．また，母がリウマチなんです．リウマチや痛風でなければよいのですが…［**期待**］①.

H　氏：朝の指のこわばりがあったり，親指の付け根が急に腫れたり痛くなったりすることはありましたか？

Aさん：いいえ．特にありません《**Q**》③.

［痛風を確認します.］

H　氏：それでは痛みが出るところを指一本でさしてください.

Aさん：はい．一番痛いのはこのあたりです（**図 1**）.

H　氏：親指側の踵よりですね《**R**》①．他にはありませんか？

Aさん：いいえ，ありません《**S**》①.

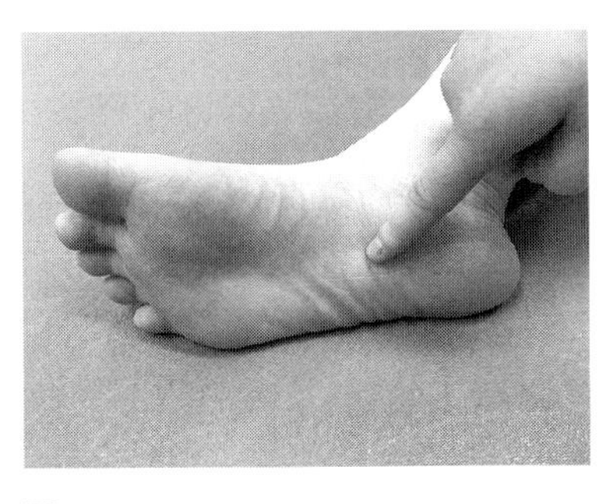

図 1

［痛みの感じ方や性状から神経症状を疑うような所見があるか確認し，「足の裏」というざっくりとした部位を明確にしていきます.］

— OPQRST 1 —

発症様式：O	①ランニング時
増悪・寛解因子：P	①ランニング時，徐々に疼痛増悪
症状の性質・程度：Q	①歩行困難になるほどの痛み
	②ズキッとした痛みで，しびれのようではない
	③急に腫れたことはない
部位・放散の有無：R	①足底（親指側の踵より）
随伴症状：S	①他の症状はない
症状の時間経過：T	①３か月前から発症
感情	①普通に走れるようになりたいが痛みがあり心配
	②友人に痛風かもといわれ不安
影響	①練習仲間に迷惑をかけてしまっている
期待	①リウマチや痛風でなければよい

⇒医療面接で得られた情報から，OPQRST を明確にします：**OPQRST1**.

⇒ OPQRST から，患者さんの臨床問題を要約します.

臨床問題の要約

Aさん：男性　38 歳　サラリーマン　スポーツ愛好家

【主　訴】足底の痛み

【現病歴】3 か月前から趣味のランニング時に足底（親指側の踵より）部に痛みを発症．歩行困難になることがある．しびれや感覚障害の自覚なし.

⇒臨床問題の要約から，特徴ある医学情報を抽出します.

特徴ある情報 1

男性　38 歳

3 か月前にランニング時に足底後内側部に痛みを発症．歩行困難になることがある．しびれや感覚障害の自覚なし.

⇒臨床問題の把握ができたら，［ステップ 2］に進みます.

ステップ 2　診断仮説の設定

⇒情報を基に，診断仮説をたてます.

主訴は 3 か月前から徐々に繰り返される足底部の痛み．週末ランナーということでランニングによる足底部の痛みであると考えられます．痛みの種類はしびれるような感覚ではないので，足部の絞扼性神経障害（足根管症候群）の可能性は低くなります.

➤H 氏は，診断仮説を作成しました.

診断仮説 1	○よくある疾患・病態	○見逃してはいけない疾患・病態
	踵骨棘（足底腱膜炎）	痛風
	足根管症候群	関節リウマチ
	足底線維腫	
	モートン病	
	種子骨障害	

⇒次に作成した診断仮説について可能性の高さにより順位づけを行います.

ステップ 3 診断仮説の順位づけ

診断仮説2	○可能性が高い疾患・病態 ①踵骨棘（足底腱膜炎） ②種子骨障害 ③足根管症候群 ④足底線維腫 ⑤モートン病

患者さんの訴える痛みの部位と痛みが出る状況から踵骨棘（足底腱膜炎）を上位に持っていきます．また，神経由来の痛みの可能性を考えると，絞扼性神経障害や神経腫も現時点では外すことはできないので下位に入れておきます．
⇒診断仮説がそろい，順位づけできたので，つぎは診断仮説の検証です．

ステップ 4 診断仮説の検証

➤H 氏は，診断仮説の絞り込みをするために“重点的質問”をしていきます．

医療面接

H　氏：ご自身で触ってみて，しこりのようなものを感じますか？
Aさん：いいえ，とくに感じません《S》②.
H　氏：第3・4趾間にしびれや痛み，違和感等ありますか？
Aさん：いいえ，ありません《S》③.
H　氏：これまで足底部のケガをしたことはありますか？
Aさん：いいえ，ありません **[既往歴]**①.

— OPQRST 2 — 下線が追加された情報です.

発症様式：O	①
増悪・寛解因子：P	①
症状の性質・程度：Q	①②③
部位・放散の有無：R	①
随伴症状：S	①②しこりのような結節はなし ③第3・4趾間にしびれや痛み，違和感等はなし
症状の時間経過：T	①
感情/影響/期待	①②/①/①
既往歴	①足底部のケガをしたことはない

⇒新しい情報を加えて OPQRST を更新（**OPQRST2**）し，特徴ある医学情報を抽出します.

特徴ある情報 2

特徴ある情報 1 ＋ 神経腫や線維腫の徴候なし．足底部の外傷の既往なし．

解説・ヒント

足底部の感覚障害がある場合は足根管症候群の可能性が考えられます．また，第 3・4 中足骨頭間に疼痛，神経症状がみられた場合はモートン病の可能性が考えられます．感覚障害や特有の部位に出る疼痛がみられなかったため，この段階で足根管症候群とモートン病の可能性は低くなったと考えられます．

足底部に結節（しこりのようなもの）を触れる場合は足底線維腫の可能性が考えられますが，今回は契機となるような既往歴や結節を触れなかったため足底線維腫の可能性は低くなったと考えられます．また，疼痛が親指側ではなく踵側であることから種子骨障害の可能性も低いと考えられます．

➤H 氏は，踵骨棘（足底腱膜炎）を念頭に置きながら，痛みの部位を確実にするため質問を絞ります．

H　氏：痛みが出る場所ははっきりしていますか？

A さん：土踏まずの一番高いところから踵側にかけて痛いと感じます《**R**》②．

H　氏：お仕事中は，立っている時間や移動時間は多いですか？

A さん：はい．仕事は営業なので立っていたり，歩いていたりする時間が多いです［**生活歴**］①．

H　氏：朝，昼，夜で，痛みの変化はありますか？

A さん：起床時の 1 歩目が特に痛みを感じます．しかし，数歩歩けば痛みは少なくなって歩けるようになります《**P**》②．

⇒新しい情報を加えて OPQRST を更新し，特徴ある医学情報を抽出します．

— OPQRST 3 — 下線は，さらに追加された情報です．

発症様式：O	①
増悪・寛解因子：P	①②起床時の1歩目が痛みを強く感じるが，数歩歩けば改善される
症状の性質・程度：Q	①②③
部位・放散の有無：R	①②限局した痛みではない
随伴症状：S	①②③
症状の時間経過：T	①
感情	①②
影響	①
期待	①
既往歴	①
生活歴	①営業職で歩いていることが多い

特徴ある情報3

特徴ある情報1 ＋ 特徴ある情報2　内側縦アーチの中央から後方に疼痛が出現．起床時の1歩目に強く痛みを感じる．数歩で疼痛は改善される．

痛みは起床時の1歩目に著明に出ています．仕事中，立位や歩行の時間が多く，さらに週末にはランニングを行っており，足底腱膜に繰り返しのストレスが加わり痛みが出ている可能性が高いです．

「起床時の一歩目に痛みが出るが，数歩歩くと痛みが改善され歩けるようになる」のは踵骨棘（足底腱膜炎）の特徴的な症状です．

➤H氏は，検証の裏づけとなる徒手検査を行います．

ステップ 5　身体所見・徒手検査

●足底後内側部に圧痛（＋）	●感覚障害（－）
●内側縦アーチの低下（＋）	●足趾他動伸展時疼痛誘発（＋）

踵骨棘（足底腱膜炎）は，内側縦アーチの低下によるアライメント不良に起因する可能性もあるため評価を行いましょう．他動的に足趾を伸展すると，足底腱膜に伸張ストレスが加わり疼痛を誘発する場合があります．

⇒ここでType 2プロセスにより，これまでの医療面接・徒手検査の結果を振り返ります．

―症例1 ステップ 1〜5 の振り返り―

●ステップ 1 医学情報の整理

①38歳男性．3か月前，ランニング時に足底後内側部に痛みを発症．歩行困難になることがある．しびれや感覚障害の自覚なし．

②神経腫や線維腫の徴候なし．足底部に外傷の既往なし．

③内側縦アーチの中央から後方に疼痛が出現．起床時の1歩目に強く痛みを感じる．数歩で疼痛は改善される．

●ステップ 2 診断仮説の設定と ステップ 3 順位づけ（①②③④⑤）

ステップ 2 ステップ 3	○よくある〜可能性が高い疾患·病態		○見逃してはいけない疾患・病態
	踵骨棘（足底腱膜炎）	①	痛風
	足根管症候群	②	関節リウマチ
	足底線維腫	③	
	モートン病	④	
	種子骨障害	⑤	

ステップ 4 診断仮説の検証

✓朝の指のこわばりや急な腫れがあるか？ → 関節リウマチ，痛風の確認

✓しこりのようなものを感じるか？ → 足底線維腫の確認

✓第3·4趾間にしびれや痛み，違和感等ありますか？
→ 足根管症候群，モートン病の確認

✓痛みの部位ははっきりしているか？ → 踵骨棘（足底腱膜炎）の確認

✓立っている，歩いている時間は多いか？ → 踵骨棘（足底腱膜炎）の確認

✓痛みの日内変動はあるか？ → 踵骨棘（足底腱膜炎）の確認

ステップ 5 身体所見・徒手検査

陽　性	正常または陰性
・足底後内側部に圧痛 ・内側縦アーチの低下 ・足趾他動伸展時疼痛誘発（＋）	・感覚障害

⇒振り返りにより判断エラーがないことを確認したので[ステップ6]に進みます．

ステップ 6　鑑別疾患の分類と最終鑑別

踵骨棘（足底腱膜炎）は，柔道整復術の適応ですが，疼痛が強く症状が改善しない場合は医師への紹介が必要です．足根管症候群は柔道整復術を行っていきますが，原因が足部のマルアライメントではなくガングリオンや神経自体に問題があることもあります．症状が軽減しない場合は病態を明確にするため医師へ紹介し治療方針を決め，柔道整復術が適応される場合は医師と連携をとり施術をしていきます．

痛風や関節リウマチは柔道整復術の不適応であるため，疑わしい症状があれば医師へ紹介します．

	柔道整復術の適応（医師との連携を含む）	**柔道整復術の不適応**
よくある疾患	踵骨棘（足底腱膜炎） 種子骨障害	痛風
重症度の高い疾患	足根管症候群 踵骨棘 種子骨障害	関節リウマチ

➤H氏は，臨床推論の結果として，Aさんの痛みの原因は，踵骨棘（足底腱膜炎）と最終鑑別しました．

参考文献

1）越智隆弘，越智光夫，高倉義典：最新整形外科学大系 18．下腿・足関節・足部．中山書店，2007：294，426.

7 腰部の痛み

この章では腰部の痛みを訴える患者さんの臨床推論を考えてみましょう.

症例 1　腰部が痛くて, 殿部から右足にしびれがある

腰痛と殿部から足にかけての痛みとしびれ感で来院した初診の患者さん.

予診票より

Bさん：男性　35歳　引越し業務アシスタント ［既往歴］［アレルギー歴］［服薬歴］［家族歴］　特記事項なし

［待合室から診察室に入ってくる際, 体幹をやや左に傾けています. 歩くのに不都合を感じている様子です. 体温は36.3℃です.］

ステップ 1　情報収集による問題把握

⇒医療面接で OPQRST を意識し, 主訴を明確にします.

医療面接

K　氏：こんにちは. 施術を担当します K です. お名前は B さんでよろしいでしょうか?

Bさん：はい, よろしくお願いします.

K　氏：今日はどうされましたか?

Bさん：腰からお尻にかけて痛みとしびれ《R》① があって, 力も入りにくい感じがする《Q》① ので来ました.

K　氏：痛みが出るのは左右のどちら側ですか?

Bさん：右側だけです《R》②.

K　氏：右側だけなんですね. いつごろから痛くなりましたか?

Bさん：2 週間前《T》① です.

K 氏：思い当たる原因はありますか？

Bさん：引越し作業中うっかり前屈みで重たい荷物を持ち上げようとした時《O》①，腰に激痛《R》③がありました．ぎっくり腰と思って我慢していたんですが，良くならないんです **[解釈]**①．

[急性に発症したと考えます．]

K 氏：それは大変でしたね．今の痛みはどうですか？

Bさん：強い痛みは引いてきた《T》②のですが，最近は足も痛くて力が入りにくい感じがします《R》④．腰と関係があるのですか？

K 氏：はい，腰が原因のことがありますので，お話を聞かせて下さいね．腰の痛みが，ビリッと足の方へ走ることはありますか？

[痛みが局所的な疼痛か放散痛かを確認します．]

Bさん：はい，ありますよ．不意にくしゃみが出たときにビリッと，すねとか足の方まで電気が走るような感じがあります《R》⑤．

— OPQRST 1 —

発症様式：O	①前屈みで重たい荷物を持ち上げようとした時
増悪・寛解因子：P	—
症状の性質・程度：Q	①下肢に力が入りにくい感じがする．
部位・放散の有無：R	①腰から殿部に，痛みとしびれがある． ②症状は右側だけである． ③発症時，腰に激痛があった． ④最近は足も痛く力は入りにくい感じがする． ⑤不意のくしゃみで下腿や足に放散痛がある．
随伴症状：S	—
症状の時間経過：T	①2週間前に発症 ②痛みは発症時より軽減している．
解釈	①ぎっくり腰と思って我慢していたが，良くならない．

臨床問題の要約

Bさん：男性 35歳 引っ越し業務アシスタント

【主 訴】腰の痛みと右殿部，下肢のしびれ

【現病歴】2週間前，前屈みで荷物を持ち上げた際，腰に激痛があり，ぎっくり腰と思って我慢していた．痛みは軽減してきたが，最近は足部にも痛みがある．不意のくしゃみで下腿や足に電気が走るような痛みがある．

⇒医療面接で得られた情報から，OPQRST を明確にします：**OPQRST1.**

⇒ OPQRST から，患者さんの臨床問題を要約します：**臨床問題の要約.**

⇒臨床問題の要約から，特徴ある医学情報を抽出します.

特徴ある情報 1

35 歳　男性

2 週間前に前屈みで荷物を持ち上げた際に発症．腰部，右殿部と右足部の痛みがあり，下肢への放散痛がある.

⇒臨床問題の把握ができたら，［ステップ 2］に進みます.

ステップ　2　診断仮説の設定

⇒情報を基に，診断仮説をたてます.

主訴の腰痛は急性に発症しており，まず，急性腰痛（ぎっくり腰）が想定されます．腰痛を訴える疾患として，腰椎分離症・分離すべり症や筋・筋膜性腰痛も考えられます.

右殿部や右下肢のしびれを訴えており，下肢のしびれを自覚する疾患として，腰椎椎間板ヘルニアや腰部脊柱管狭窄症，梨状筋症候群が考えられます．その他，見逃してはいけない疾患として，腰殿部の疼痛が生じる転移性脊椎腫瘍，感染性脊椎炎，帯状疱疹，足の感覚障害が生じるギラン・バレー症候群，力が入りにくくなる筋萎縮性側索硬化症が挙げられます.

➤K 氏は，診断仮説を作成しました.

診断仮説 1	○よくある疾患・病態	○見逃してはいけない疾患・病態
	急性腰痛（ぎっくり腰）	転移性脊椎腫瘍
	腰椎分離症・分離すべり症	感染性脊椎炎
	筋・筋膜性腰痛	帯状疱疹
	腰椎椎間板ヘルニア	ギラン・バレー症候群
	腰部脊柱管狭窄症	筋萎縮性側索硬化症（ALS）
	梨状筋症候群	

⇒次に診断仮説について可能性の高さを考える順位づけを行います.

ステップ 3 診断仮説の順位づけ

診断仮説 2	○可能性が高い疾患・病態 ①腰椎椎間板ヘルニア ②急性腰痛（ぎっくり腰） ③筋・筋膜性腰痛 ④腰部脊柱管狭窄症 ⑤感染性脊椎炎 ⑥筋萎縮性側索硬化症（ALS）

急性に発症した腰痛で，しびれや力が入りにくいという症状は片側性に出現しています．前屈で痛みが増強する特徴などから腰椎椎間板ヘルニアを上位に持っていきます．急性腰痛（ぎっくり腰）と筋・筋膜性腰痛も発生機転と症状から上位に入れておきます．この段階では，腰部脊柱管狭窄症や感染性脊椎炎も否定できないため下位に入れておきます．筋萎縮性側索硬化症は，60 歳前後での発症が多いのですが，40 歳以下の発症も約 10%あるとされるため下位にもっていきます．

末梢神経の脱髄疾患であるギラン・バレー症候群は，四肢の運動麻痺が主症状で，下痢や発熱などの前駆症状も認められないため除外します．

⇒仮説がそろい，順位づけできたので，つぎは診断仮説の検証です．

ステップ 4 診断仮説の検証

➤K 氏は診断仮説の絞り込みをするために“重点的質問”をしていきます．

医療面接

K 氏：じっとしていて痛みがありますか?

[安静時痛や発熱を伴う痛みの場合，腰椎椎間板ヘルニア，転移性脊椎腫瘍や感染性脊椎炎が考えられます.]

Bさん：じっとしていると少しましですが痛みはあり，動くとさらに痛みが増します《P》①.

K 氏：どのような動きで痛みが強くなりますか？

[感染性脊椎炎や癌の転移では肢位による疼痛の程度の変化は小さいと考えます.]

Bさん：とくに前屈みです《P》②.

K　氏：前屈みで痛みが増すのですね．逆に楽になる姿勢はありますか？

Bさん：右足に体重をかけずに左に身体を傾けて立つようにするとやや楽です《P》③.

K　氏：身体を後ろに反らすのは大丈夫ですか？

Bさん：多少違和感はありますが，前屈みのような痛みはありません《P》④.

K　氏：先ほどお伺いした走るような痛みやしびれですが，どのあたりに走りますか？　詳しく教えていただけますか？

Bさん：はい，右のすねの外側にビリッと走り，足先の親指あたりがしびれます《R》⑥.

K　氏：症状は右側だけですか？

Bさん：はい《R》⑦.

⇒新しい情報を加えてOPQRSTを更新し，特徴ある医学情報を抽出します.

— OPQRST 2 —　下線が追加された情報です.

発症様式：O	①
増悪・寛解因子：P	①安静時痛があり，動くと増強する.
	②前屈みで疼痛が増強する.
	③立位では健側に荷重すると少し楽になる.
	④身体を後ろに反らしても痛みの増強はない.
症状の性質・程度：Q	①
部位・放散の有無：R	①②③④⑤⑥右のすねの外側にビリッと走り，足先の親指あたりがしびれる.
	⑦症状は右側のみである.
随伴症状：S	—
症状の時間経過：T	①②
解釈	①

特徴ある情報 2

特徴ある情報 1 ＋ 安静時痛あり. 前屈により疼痛増強. 健側荷重で少し楽になる.
後屈による疼痛増強なし．放散痛は下腿外側から母趾に走る.
症状は右側のみに出現.

解説・ヒント

転移性脊椎腫瘍では，転移した腫瘍により背部痛や腰痛を生じ脊髄が圧迫されると麻痺が生じます．疼痛は活動時には改善し，安静時には増悪することが多いです．感染性脊椎炎は，急性の例では，腰背部の激痛や高熱を認めます．脊椎カリエスでは，微熱や倦怠感，食欲不振を訴え，疼痛は比較的軽度です．

筋・筋膜性腰痛は腰部傍脊柱筋に硬結を触知し，その部分に圧痛を認める腰痛の総称であり，放散痛を認める本症例は，その可能性は低いと考えます．急性腰痛（ぎっくり腰）は，椎間板線維輪の損傷，椎間板ヘルニア，椎間関節障害，腰背部の筋や脊柱の靱帯損傷，圧迫骨折や腫瘍等の疾患が原因疾患である可能性があります．単純な急性腰痛（ぎっくり腰）であれば，1～2 週間程度の安静や治療により軽快します．症状が消退しないあるいは増強する場合には，精査が必要です．本症例は，単純な急性腰痛（ぎっくり腰）ではないようです．

➤K氏は，診断仮説の絞り込みをするために“重点的質問”をしていきます．

K　氏：しばらく歩き続けると徐々に足の痛みやしびれ，つっぱり感が強くなったり，休むとまた歩けるようになることはありますか？

[間欠性跛行の有無を確認します．]

Bさん：動くのは痛いですが，徐々に症状が強くなるという感じではありません．休んで良くなるような感じではありません《S》①．

K　氏：おしっこが出にくくなったり，排便が困難に感じたことはありますか《S》②？

Bさん：とくにありません．

K　氏：いままでに癌など，大きな病気を患ったことはありますか？

Bさん：とくにありません **[既往歴]**①．

K　氏：食欲が落ちたり，倦怠感はありませんか？

Bさん：特にないです．食欲は十分あります《S》③．少し疲れたと感じることはありますが，気にはなりません《S》④．

K　氏：痛みを伴った部位の皮膚に発疹などの異常はありませんか？

[帯状疱疹を確認します．]

Bさん：そういったことはありません，大丈夫です《S》⑤．

K　氏：言葉が出にくくなったり，食事を飲み込むのが困難になったりしていませんか．

[筋萎縮性側索硬化症（ALS）による球麻痺を確認します．]

Bさん：問題ありません《S》⑥.

K　氏：これまでに，スポーツや日常生活で腰を痛めたことはありますか？

Bさん：思い当たることはありません **[既往歴]**②.

⇒新しい情報を加えてOPQRSTを更新し，特徴ある医学情報を抽出します.

— OPQRST 3 —　下線は，さらに追加された情報です.

発症様式：O	①
増悪・寛解因子：P	①②③④
症状の性質・程度：Q	①
部位・放散の有無：R	①②③④⑤⑥⑦
随伴症状：S	①間欠性跛行はない.
	②膀胱直腸障害はない.
	③食欲は十分ある.
	④気になるほどの倦怠感はない.
	⑤皮膚に異常はない.
	⑥しゃべりにくい，食べ物を飲み込みにくいことはない.
症状の時間経過：T	①②
解釈	①
既往歴	①癌などの疾患の既往はない.
	②腰部の外傷の既往はない.

特徴ある情報3

特徴ある情報1 ＋ 特徴ある情報2 ＋ 間欠性跛行や膀胱直腸障害はない．食欲は十分あり，気になるほどの倦怠感はない．皮膚に異常はない．しゃべりにくかったり食べ物を飲み込みにくいことはない．腰部の疾患や外傷の既往はない.

腰部脊柱管狭窄症に特徴的な間欠性跛行を認めません．また，膀胱直腸障害を認めないことから，腰部脊柱管狭窄症の可能性は低いと考えます．坐骨神経領域に帯状疱疹が出現すると，その領域に痛みやしびれが生じますが，疼痛部位に一致した皮疹や腫瘤はないことから除外します.

筋萎縮性側索硬化症は，発症時に片側性である場合が多いとされていますが，本所見のように急性発症ではなく，球麻痺症状はないことから可能性は低いと考えます．ただし，深部腱反射は確認しておきます.

これまでに癌の既往はなく，転移性脊椎腫瘍も除外します．また，体幹の後屈による疼痛の増強がなく，スポーツによる腰痛の経験もないことから腰椎分離症・分離すべり症を除外します．これらのことから，腰椎椎間板ヘルニア，あるいは梨状筋症候群の可能性が高くなりました．

➤K氏は，検証の裏づけとなる徒手検査を行います．

ステップ 5 身体所見・徒手検査

- 下腿外側および足背の感覚 右：感覚障害を認める．
- SLRテスト 右：疼痛および放散痛の誘発を認める．
- ケンプテスト 陰性
- 膝蓋腱反射 右：減弱 左：正常
- 足趾背屈力 右：低下 左：正常
- 足関節背屈力 右：低下 左：正常
- 足関節底屈力 左右とも正常
- つま先立ち歩行：可能
- 踵歩行：右は不能

⇒ここでType 2プロセスにより，これまでの医療面接・徒手検査の結果を振り返ります．

――症例1 ステップ 1~5 の振り返り

● ステップ 1 医学情報の整理

① 35歳男性．2週間前に前屈みで荷物を持ち上げた際に発症．腰部，右殿部と右足部の痛みがあり，下肢への放散痛がある．

②安静時痛あり．前屈により疼痛が増強．健側荷重で少し楽になる．後屈による疼痛増強なし．放散痛は下腿外側から母趾に走る．症状は右側のみ出現．

③間欠性跛行や膀胱直腸障害はない．食欲は十分あり，気になるほどの倦怠感はない．皮膚に異常はない．しゃべりにくかったり，食べ物を飲み込みにくいことはない．腰部の疾患や外傷の既往はない．

● ステップ 2 診断仮説の設定と ステップ 3 順位づけ（①②③④⑤⑥）

ステップ 2 ステップ 3	○よくある～可能性が高い疾患·病態		○見逃してはいけない疾患・病態	
	筋・筋膜性腰痛	③	転移性脊椎腫瘍	—
	腰椎分離症・分離すべり症	—	感染性脊椎炎	⑤
	急性腰痛（ぎっくり腰）	②	帯状疱疹	—
	腰椎椎間板ヘルニア	①	ギラン・バレー症候群	—
	腰部脊柱管狭窄症	④	筋萎縮性側索硬化症（ALS）	⑥
	梨状筋症候群	—		

（ステップ 4） 診断仮説の検証

✓間欠性跛行，膀胱直腸障害があるか？ → 腰部脊柱管狭窄症の確認
✓癌の既往，安静時痛はあるか？ → 転移性脊椎腫瘍の確認
✓体温は正常か？ 食欲不振，倦怠感はあるか？ → 感染性脊椎炎の確認
✓疼痛部位に一致した皮疹や腫瘤があるか？ → 帯状疱疹の確認
✓球麻痺症状があるか？ → 筋萎縮性側索硬化症の確認
✓四肢の運動麻痺があるか？ → ギラン・バレー症候群の確認
✓スポーツによる腰痛の既往，体幹の後屈で疼痛が増強するか？
→ 腰椎分離症・分離すべり症の確認

（ステップ 5） 身体所見・徒手検査

陽　性	正常または陰性
・下腿外側及び足背の感覚障害 ・SLR テスト ・膝蓋腱反射減弱（右） ・足趾背屈力低下（右） ・足関節背屈力低下（右） ・踵歩行（不能）	・足関節底屈力 ・ケンプテスト ・つま先立ち歩行（可能）

⇒振り返りにより判断エラーがないことを確認したので[ステップ 6]に進みます．

（ステップ 6） 鑑別疾患の分類と最終鑑別

腰痛を発症した後，殿部から下肢にかけて一側性（片側性）の放散痛としびれを自覚しています．癌の既往があり，他の疾患を除外でき，病態が悪化する場合は転移性脊椎腫瘍の可能性も考えられ，この場合は直ちに専門医に紹介します．

腰部脊柱管狭窄症は，その特徴として，高齢者に多い，間欠性跛行を認める，体幹前屈で下肢症状が軽快する，立位で下肢症状が増悪する，などがあります．長歩きや立位姿勢の維持で症状が増悪するのに対し，「自転車はいくらでもこげる」，「ショッピングカートを押していると楽に歩ける」ことも特徴的です．

感染性脊椎炎では，神経根症状や脊髄症状を呈することがあります．体温の測定は，急性例では有用ですが，脊椎カリエスでは発熱の頻度は低いため，その他の症状から疑った場合は医療機関へ紹介します．

神経根の走行に一致した下肢痛があり，安静時痛と前屈など体動により増悪しています．また，徒手検査では，SLRテストで陽性となり，右足趾の背屈力低下も認められます．このような特徴的な坐骨神経領域の放散痛と一側性の足趾背屈力の低下から，腰椎椎間板ヘルニアを発症しL5神経根が圧迫されていると考えます．

筋萎縮性側索硬化症では，四肢の筋力低下がみられます．深部腱反射の亢進は初期から出現するため，確認しておくことが大切です．腰椎分離症・分離すべり症は，神経障害により踵歩行ができない，膝くずれ，排尿障害などの症状を認めることもあります．スポーツによる腰痛の既往や体幹後屈による疼痛増強も認める場合は本症を疑います．

一側性（片側性）の放散痛としびれは，腰椎椎間板ヘルニアと梨状筋症候群でみられます．足趾および足関節の背屈力が低下，踵歩行が不能などの症状から梨状筋症候群が否定されます．腰椎椎間板ヘルニアで，膀胱直腸障害や強い下肢の神経症状を呈する例は，手術療法の適応になることが多く，直ちに専門医に紹介します．

	柔道整復術の適応(医師との連携を含む)	**柔道整復術の不適応**
よくある疾患	筋・筋膜性腰痛	
重症度の高い疾患	急性腰痛（ぎっくり腰） 腰椎分離症・分離すべり症 腰椎椎間板ヘルニア 腰部脊柱管狭窄症 梨状筋症候群	転移性脊椎腫瘍 感染性脊椎炎 帯状疱疹 ギラン・バレー症候群 筋萎縮性側索硬化症（ALS）

➤K氏は，臨床推論の結果として，Bさんの痛みおよびしびれの原因は，腰椎椎間板ヘルニアによるL5神経根の圧迫と判断しました．

腰椎椎間板ヘルニアの約80〜85%は自然経過で軽快するとされ，保存療法を原則とし，安静・腰椎コルセットの装着・腰部のマッサージなどの理学療法を行います．

参考文献

1）中村利孝ほか：標準整形外科学 第11版．医学書院，2011：521-528.
2）Stanley Hoppenfed, M. D., 津山直一・監訳：整形外科医のための神経学図説（新装

版）. 南山堂, 2005：76-86.
3）二瓶隆一, 木村哲彦ほか：整形外科学テキスト 改訂第2版. 南江堂, 2006：218-222.
4）松村譲兒ほか：病気がみえる Vol.11 運動器・整形外科 第1版. メディックメディア, 2017：257-266.
5）紺野慎一：腰部脊柱管狭窄症の診断サポートツール. 日本腰痛会誌, 2009：15（1）：32-38.

症例2　長歩きができなくなりました

殿部と下肢の痛みで長く歩けなくなり来院した初診の患者さん.

予診票より

Cさん：女性　75歳　主婦
[既往歴] [アレルギー歴] [服薬歴] [家族歴] 特記事項なし

[Cさんは, 長時間歩くと腰の痛みとともに, 脚のしびれの症状が強くなるそうです. 待合室から診察室に入る際の姿勢は, やや前屈みでした. 体温は36.5℃です.]

ステップ 1　情報収集による問題把握

⇒医療面接でOPQRSTを意識し, 主訴を明確にします.

医療面接

K　氏：こんにちは. 施術を担当しますKです. お名前はCさんでよろしいでしょうか？

Cさん：はい. よろしくお願いします.

K　氏：今日はどうなさいましたか？

Cさん：半年くらい前《**O**》① から腰《**R**》① に痛みが出てきて, 腰の痛みは徐々に強くなってきました《**T**》①. それと, 脚にもしびれ《**R**》② があります. 長時間歩くと脚のしびれが強くなり, 歩けなくなります《**P**》①. このまま症状がひどくなったら歩けなくなると不安になり来ました［**感情**］.

K 氏：そうなんですね．半年前に腰が痛くなった原因は何か思い当たりますか？ 例えば転倒したとか，腰に負担をかけるような作業を行ったとかはありますか？

[急性外傷の有無に関して質問していきます．]

Cさん：特に思い当たる原因はありません《**O**》②．徐々に痛みが強くなってきた感じです．

K 氏：腰の痛みはどんな感じですか？ 具体的にどのような時に痛みが強くなりますか？

Cさん：最近では腰の痛みよりも長時間歩くと脚のしびれが強くなり，歩けなくなる方が気になります《**P**》①．

K 氏：脚のしびれは，片方だけですか？ それとも両方ですか？

Cさん：両脚にしびれがあります．お尻の周りや足の裏までしびれます《**R**》③．

K 氏：歩く以外に日常生活で辛くなる動作はありますか？

[腰痛およびしびれの原因を絞るために日常生活上での症状増悪動作を聞きます．特に前屈み姿勢での症状増減の有無は有用な情報です．]

Cさん：前屈みは大丈夫なんですが，腰を伸ばした時やしばらく歩くと両脚のしびれが強くなってきます．前屈みになって休むと症状が軽くなって《**P**》②，また歩けるようになります《**Q**》①．

K 氏：しびれ感はどのような感じですか？

— OPQRST 1 —

発症様式：O	①半年前から徐々に出現してきた．
	②急性に外力が働いたのではない．
増悪・寛解因子：P	①長く歩くと脚のしびれが強くなる．
	②前屈み姿勢で休むと楽になる．
症状の性質・程度：Q	①軽減すると歩ける．
	②ビリビリとした焼けるような感じ（灼熱感）．
部位・放散の有無：R	①腰に痛みがある．
	②脚にしびれがある．
	③両脚にしびれがあり，お尻の周りや足の裏までしびれている．
随伴症状：S	—
症状の時間経過：T	①半年前から徐々に症状が強くなってきた．
感情	①歩けなくなるかもしれない．

Cさん：ビリビリとした焼けるような感じです**《Q》**①.

⇒医療面接で得られた情報から，OPQRST を明確にします：**OPQRST1.**

⇒ OPQRST から，患者さんの臨床問題を要約します.

臨床問題の要約

Cさん：女性　75歳　主婦

【主　訴】腰痛，両下肢のしびれ感（灼熱感）

【現病歴】半年前から特に原因もなく，殿部および両脚のしびれ感が出現した．長時間歩くと徐々に症状が増悪し，前屈み姿勢で休むと症状が軽くなって，また歩けるようになる.

⇒臨床問題の要約から，特徴ある医学情報を抽出します.

特徴ある情報 1

女性　75歳（60歳以上の高齢者）

半年前から思い当たる原因なく徐々に下肢のしびれが出現し，長歩きで症状が増悪する．しびれ感は両側性で殿部周辺から脚にわたって出現．症状は，前屈姿勢で安静にすると軽減し，休むと再度動けるようになる.

⇒臨床問題の把握ができたら，［ステップ 2］に進みます.

ステップ 2　診断仮説の設定

⇒情報を基に，診断仮説をたてます.

本疾患では殿部から脚にかけてしびれが出現しています．このような症状の出現する腰部や脊椎に原因がある疾患は腰椎椎間板ヘルニア，腰部脊柱管狭窄症，梨状筋症候群，仙腸関節障害，脊椎炎，腰部・骨盤の腫瘍などが考えられます．また，腰部や脊椎以外に原因がある疾患では坐骨神経の腫瘍，糖尿病，帯状疱疹，下肢の閉塞性動脈硬化症，子宮内膜症などの婦人科疾患が考えられます．主訴の殿部から両下肢のしびれ感は，半年前から徐々に出現し転倒などの外力もないことから，外傷性ではなく慢性的（加齢に伴う退行変性や器質的変化）であることが推察されますが，高齢女性であることから，骨粗鬆症を基盤とした脊椎骨折は否定できません.

➤K氏は，診断仮説を作成しました.

診断仮説1	○よくある疾患・病態	○見逃してはいけない疾患・病態
	腰部脊柱管狭窄症	帯状疱疹（坐骨神経領域）
	腰椎椎間板ヘルニア	脊椎炎
	慢性動脈閉塞症	腰部・骨盤の腫瘍
	下肢の閉塞性動脈硬化症(ASO)	坐骨神経の腫瘍
	下肢の閉塞性血栓血管炎(TAO)	子宮内膜症
	糖尿病性動脈硬化症	外傷性脊椎骨折
	梨状筋症候群	
	仙腸関節障害	

⇒次に診断仮説について可能性の高さから順位づけを行います.

ステップ 3 診断仮説の順位づけ

診断仮説2	○可能性が高い疾患・病態
	①腰部脊柱管狭窄症 ②腰椎椎間板ヘルニア ③慢性動脈閉塞症
	④帯状疱疹（坐骨神経領域） ⑤外傷性脊椎骨折

Cさんは長時間の歩行にて脚のしびれが増強し歩けなくなり，前屈み姿勢で症状が軽減し休息と歩行を繰り返します（間欠性跛行）．この特徴的症状は腰部脊柱管狭窄症における確定診断への寄与率が高いとされています[1)]．したがって，腰部脊柱管狭窄症を想定される疾患の上位にもっていきます．腰椎椎間板ヘルニアでは，腰痛と下肢のしびれを自覚することが多いため，次いで想定される疾患にあげます．間欠性跛行は慢性動脈閉塞症においても出現することから想定される疾患ですが，男性に好発することから下位に入れておきます．この段階では，症状部位から坐骨神経領域での帯状疱疹は否定できないので下位に入れておきます．高齢女性であることから骨粗鬆症を基盤とした脊椎骨折は否定できませんが，明確な発生機序がないことから下位に入れておきます．感染症，脊椎炎は来院時の体温は平熱であり症状経過も長期であること，子宮内膜症は20～30代の女性に発症することが多いことから除外します.

⇒診断仮説がそろい，順位づけできたので，つぎは診断仮説の検証です.

ステップ 4　診断仮説の検証

➤K氏は，診断仮説の絞り込みをするために“重点的質問”をしていきます．

医療面接

K　氏：脚に痛みはありますか？

Cさん：痛みはありません《**Q**》③.

K　氏：前屈みの姿勢で症状が楽になるそうですが，他の姿勢，例えば横に身体を曲げるとかで楽になることはありますか？

［腰椎椎間板ヘルニアの場合，体幹の健側への荷重で症状の軽減がみられることがあります.］

Cさん：いいえ，そういったことはありません．長歩きして症状が強くなってきた時は，前屈みでいると一番楽になります《**P**》③.

K　氏：しびれが出ている部分の皮膚の状態はどうですか？　例えば水ぶくれの様になったりしていませんか？

Cさん：いいえ，とくにありません《**S**》①.

［坐骨神経領域の帯状疱疹について確認をします.］

K　氏：しびれは両手首から先，足首から先だけがしびれるようなことはありますか？

Cさん：いいえ，そういったことはありません《**R**》④.

K　氏：お医者さんに糖尿病の診断を受けたことはありますか？

Cさん：いいえ，ありません［**既往歴**］①.

［糖尿病性動脈硬化症の可能性について確認する質問をします．患者さんは，今回の疾患に関係ないと判断し，予診票の既往歴欄には記載しない場合もあります.］

K　氏：脚の冷えを感じたことはありますか？

Cさん：冷え症なんですが，冷えよりもビリビリとした感じです《**S**》②.

［慢性動脈閉塞症に関する質問をします.］

⇒新しい情報を加えてOPQRSTを更新し，特徴ある医学情報を抽出します．

— OPQRST 2 — 下線が追加された情報です.

発症様式：O	①②
増悪・寛解因子：P	①②③前屈み姿勢以外では症状は軽減しない.
症状の性質・程度：Q	①②③脚に痛みはない.
部位・放散の有無：R	①②③④手首，足首から末梢に限局したしびれはない.
随伴症状：S	①皮膚の状態は正常である.
	②冷え症だが，著しい冷感はない.
症状の時間経過：T	①
既往歴	①糖尿病の既往はない.
感情	①

特徴ある情報 2

特徴ある情報 1 ＋ 皮膚に異常はない. 冷感はない. 症状は前屈姿勢以外の姿勢では軽減することはない.

解説・ヒント

帯状疱疹では坐骨神経領域に疱疹が出現しています. 皮膚異常の有無については問診だけでなく視診においても確認します.

下肢の閉塞性動脈硬化症（ASO）は中高年男性に多く，下肢の閉塞性血栓血管炎（TAO）は40歳以下の男性に多い疾患で，これらの疾患は四肢や下肢の動脈が閉塞することによって間欠性跛行（血管性間欠性跛行）がみられます. 神経性間欠性跛行との鑑別には足背動脈の拍動を確認することが重要です. 拍動が正常であれば慢性動脈閉塞症の可能性は低くなります. また，神経性間欠性跛行がみられる腰部脊柱管狭窄症では，休息は姿勢が関与しており前屈み姿勢での休息で症状が軽減することが特徴です. このことから，自転車に乗ったときに症状が増減するか否かを確認する必要があります. 自転車乗車姿勢は前傾姿勢であることから神経性間欠性跛行の患者さんは症状を認めないことが多いです. また，歩行移動時にも前傾姿勢をとっていることが多いのも特徴です.

腰部脊柱管狭窄症によくみられる筋力低下にともなう「足首が持ち上がりにくく，スリッパが脱げやすい.」といった症状の有無についても質問する必要があります.

➤K氏は，診断仮説の絞り込みをするために“重点的質問”をしていきます．

医療面接

K　氏：じっとしている時に症状はありますか？

Cさん：いいえ，家で休んでいる時にはほとんど感じません．《P》④

［腰部脊柱管狭窄症では安静時に症状を認めないことが多い．］

K　氏：まっすぐに立っている時と，座っている時では，どちらが症状が出やすいですか？

［腰部脊柱管狭窄症では，立位で下肢症状の悪化する場合に確定診断率が高くなります[1)]．］［患者さんが上手く自分の症状を説明できない場合，選択肢型の質問をします．］

Cさん：まっすぐに立っていると症状が強くなってきます《P》⑤．最近，自動車や自転車で移動するほうが楽になりました《P》⑥．

K　氏：ただ立って休むよりも，前屈みで休むほうが楽になるのですね．

［間欠性跛行の原因が「神経性」か「血管性」かを判断する際に有効な情報です．］

Cさん：はい，そうです《P》②．あと，買い物中にカートを押して歩くと長く歩けます《P》⑥．

K　氏：スリッパが脱げやすかったり，足先が持ち上がりにくいと感じることはありますか？

Cさん：スリッパのような履き物が脱げやすくなりました．

K　氏：それも両方にみられますか？

Cさん：はい，そうです《S》③．

［腰部脊柱管狭窄症によくみられる現象・症状について確認します．］

K　氏：便秘や，尿が出にくくなったりすることはありますか？

Cさん：そういったことはありません《S》④．

［腰部脊柱管狭窄症の「神経根型」「馬尾型」「混合型」の分類を判断する情報として有用です．］

⇒新しい情報を加えてOPQRSTを更新し，特徴ある医学情報を抽出します．

— OPQRST 3 — 下線は，さらに追加された情報です．

発症様式：O	①②
増悪・寛解因子：P	①②③④安静時痛はない． ⑤立位では症状が増強する． ⑥前屈み姿勢での移動では症状が軽減する．
症状の性質・程度：Q	①②③
部位・放散の有無：R	①②③④
随伴症状：S	①②③両下肢の筋力低下がある． ④膀胱直腸障害はない．
症状の時間経過：T	①
既往歴/感情	①/①

特徴ある情報 3

特徴ある情報 1 ＋ 特徴ある情報 2 安静時痛はない．症状は立位では増強し，前屈姿勢での運動では軽減する．膀胱直腸障害はない．両下肢の筋力低下がある．

上位に考えられる腰部脊柱管狭窄症と腰椎椎間板ヘルニアは，いずれも下肢痛としびれを伴う疾患で，鑑別が重要です．腰部脊柱管狭窄症では安静時痛を認めないことが多く，立位での歩行により症状は増強し，前屈み姿勢により症状が軽減します．そのため，特徴的な神経性間欠性跛行がみられます．腰部椎間板ヘルニアでは安静時には痛みが軽減しますが，痛みはあり運動により増強します．特に前屈み姿勢では増強します．また，好発年齢として退行変性によって生じる腰部脊柱管狭窄症は高齢者（とくに71歳以上[1]）に多く，腰椎椎間板ヘルニアは青壮年に多いとされています．

➤K氏は，検証の裏づけとなる徒手検査を行います．

ステップ 5　身体所見・徒手検査

- 両下肢の筋力低下
- 膝蓋腱反射　左右ともに正常
- アキレス腱反射　左右ともに減弱
- ケンプテスト　左右ともに陽性
- SLR テスト　左右ともに陰性
- active SLR テスト　左右ともに陰性
- FNS テスト　左右ともに陽性
- 足背動脈の拍動は正常に触知
- ロンベルグ（Romberg）徴候陽性（後索障害にともなう深部感覚障害）

⇒ここでType 2プロセスにより，これまでの医療面接・徒手検査の結果を振り返ります．

――症例2　ステップ 1～5 の振り返り

●ステップ 1　医学情報の整理

①75歳女性．半年前から思い当たる原因なく徐々に下肢のしびれが出現し，長歩きで症状が増悪する．しびれ感は両側性で，殿部周辺から脚にわたって出現．症状は前屈姿勢で安静にすると軽減し，休むと再度動けるようになる．

②皮膚に異常はない．冷感はない．症状は前屈姿勢以外での姿勢で軽減することはない．

③安静時痛はない．症状は立位で増強し，前屈運動では軽減する．膀胱直腸障害はない．両下肢の筋力低下がある．

●ステップ 2　診断仮説の設定と ステップ 3　順位づけ（①②③④⑤）

ステップ 2 ステップ 3	○よくある～可能性が高い疾患・病態		○見逃してはいけない疾患・病態	
	腰部脊柱管狭窄症	①	帯状疱疹（坐骨神経領域）	④
	腰椎椎間板ヘルニア	②	脊椎炎	—
	慢性動脈閉塞症	③	腰部・骨盤の腫瘍	—
	下肢の閉塞性動脈硬化症（ASO）		坐骨神経の腫瘍	—
	下肢の閉塞性血栓血管炎（TAO）		子宮内膜症	—
	糖尿病性動脈硬化症		外傷性脊椎骨折	⑤
	梨状筋症候群	—		
	仙腸関節障害	—		

ステップ 4　診断仮説の検証

✓前屈み以外の姿勢で楽になるなど症状の変化はあるか？
→　腰椎椎間板ヘルニアの確認

✓水疱などの皮膚異常はないか？　→　帯状疱疹の確認

✓手首・足首から先のみに感覚異常が出現していないか？
→　糖尿病性動脈硬化症の確認

✓四肢末梢の冷感はないか？　→　下肢の閉塞性動脈硬化症（ASO）の確認

ステップ 5 身体所見・徒手検査

陽 性	正常または陰性
・両下肢の筋力低下 ・アキレス腱反射 左右減弱 ・ケンプテスト ・FNS テスト ・ロンベルグ徴候	・足背動脈の拍動 ・膝蓋腱反射 ・SLR テスト ・active SLR テスト ・棘突起の叩打痛

⇒振り返りにより判断エラーがないことを確認したので[ステップ 6]に進みます.

ステップ 6 鑑別疾患の分類と最終鑑別

下肢のしびれ感を自覚する疾患では，腰椎椎間板ヘルニアによる神経根の圧迫を念頭に置く必要があり，その有無を確認するために SLR テストが有用です．本疾患において SLR テストが陰性であったことから腰椎椎間板ヘルニアの可能性は低いと考えます．本症例にみられる間欠性跛行は，腰部脊柱管狭窄症（神経性間欠性跛行）以外に慢性動脈閉塞症（血管性間欠性跛行）でも認められます．簡便に確認する方法として，足背動脈の拍動が正常であるかを触知します．拍動が患側で減弱・消失している場合には，慢性動脈閉塞症が疑われます．また，ケンプテストが陽性であったことから神経根の絞扼が疑われます．腰椎椎間板ヘルニア（年齢，SLR テストにより確認），糖尿病性動脈硬化症（既往歴の確認），下肢の動脈閉鎖（足背動脈の触知，休息時の症状軽減肢位の確認）などの疾患に関する問診や徒手検査を実施し，これらの疾患を考慮に入れながら慎重に判断することが求められます．

2009 年に腰部脊柱管狭窄症診断サポートツールが発表され[1]，診断寄与率の高い項目として，「間欠性跛行がある」，「前屈み姿勢で下肢の症状が軽快する」，「立位で下肢の症状が悪化する」，「71 歳以上である」などが列挙されています．これらの項目が重複して認められる場合には，腰部脊柱管狭窄症の可能性が非常に高いといえます．また，腰部脊柱管狭窄症では，足部の感覚異常をともなうことが多く，ロンベルグ（Romberg）徴候により程度を確認します．

腰部脊柱管狭窄症の神経障害は神経根型，馬尾型，混合型の 3 つに分類されます．神経根型は単根性障害であり片側での神経障害が多く，まれに両側性になります．自然に寛解することが多く保存療法の反応性も高いです．馬尾型は馬尾神経を圧迫することから多根性障害であり，両側に症状が出ることが多いです．殿部から足底までのしびれがみられます．また，下肢の神経症状に加えて会陰部のほてりや灼熱感，膀胱直腸障害（排便排尿障害など）が現れることがあります．さらに，神経根型と馬尾型が混合した混合型があります．本症例は両側性でありアキレス腱反射が左右ともに減弱しています．このことからL5以下の馬尾型の腰部脊柱管狭窄症と考えられます．腰部脊柱管狭窄症で，特に馬尾型が強く示唆される場合には，医師へ紹介し，連携して治療を進めることが望ましいです．本症例では膀胱直腸障害は出現していないですが，急性に馬尾神経障害（排尿障害）が出現した場合には，緊急手術の適応となります．

腰部脊柱管狭窄症に対する保存療法では，疼痛緩和や運動療法においては柔道整復術が有用な場合があり，医師との連携のもとに治療プログラムの一部として施術します．症状が改善しない場合は腫瘍も考慮しなければならず，この場合は病態を明確にするため医師へ紹介します．

<table>
<tr><th></th><th>柔道整復術の適応（医師との連携を含む）</th><th>柔道整復術の不適応</th></tr>
<tr><td>よくある疾患</td><td>梨状筋症候群
仙腸関節障害</td><td rowspan="2">慢性動脈閉塞症
　下肢の閉塞性動脈硬化症（ASO）
　下肢の閉塞性血栓血管炎（TAO）
　糖尿病性動脈硬化症
帯状疱疹
脊椎炎
腰部・骨盤の腫瘍
坐骨神経の腫瘍
子宮内膜症</td></tr>
<tr><td>重症度の高い疾患</td><td>腰部脊柱管狭窄症
腰椎椎間板ヘルニア
外傷性脊椎骨折</td></tr>
</table>

➤K氏は，臨床推論の結果として，Cさんの痛みの原因は，腰部脊柱管狭窄症と最終鑑別しました．

参考文献

1）紺野慎一：腰部脊柱管狭窄症の診断サポートツール．日本腰痛会誌，2009：15（1）：32-38．
2）大西弘高ほか：90疾患の臨床推論 診断の決め手を各専門医が教えます．増刊 レジデントノート，2014：16（14）：142-143．
3）中村利孝ほか：標準整形外科学 第11版．医学書院，2011：537．

4）松村譲兒ほか：病気がみえる Vol.11 運動器・整形外科. 第1版, メディックメディア, 2017：260-263.

症例3　腰を後ろに反らすと特に痛い

腰の痛みでM接骨院に来院した初診の患者さん.

予診票より

Aさん：男性　14歳　バレーボール部
［既往歴］［アレルギー歴］［服薬歴］［家族歴］特記事項なし

［Aさんは，待合室では特に腰が痛そうな仕草はしていません．安静にしていれば特に問題がなさそうな様子です．待合室から診察室に入る際の歩容も問題なさそうです．］

ステップ 1　情報収集による問題把握

⇒医療面接でOPQRSTを意識し，主訴を明確にします.

医療面接

M　氏：こんにちは．施術を担当しますMです．お名前はAさんでよろしいでしょうか？

Aさん：はい.

M　氏：今日は腰の痛みでいらっしゃったのですね．症状や経過について詳しいお話を聞かせてください.

Aさん：はい．3週間ほど前から腰が痛くなってきました．最初は治るだろうと気にもしていなかったのですが，痛みが引かずだんだん酷くなってきました《T》①．もうすぐ大会があるので，早く治したいと思って来ました［期待］①.

M　氏：それは早く治したいですよね．どのようなときに痛みますか？

Aさん：バレーボールをしているのですが，スパイクを打つときに一番痛みます《O》①．最初は我慢してやれていたのですが，最近は痛くて練習もできません．それに授業中でも体を動かすと痛みが出ることがあります《O》②．

［痛みを訴えている患者さんの場合，実際の症状すべてを含めて「痛み」と表現している場合があります．］

M　氏：スパイクを打つときに一番痛むのですね．その他にも痛みが出ることはありますか？

A さん：とにかく腰に痛みが出ていて…，その他は気になりません《S》①．

M　氏：わかりました．バレーボール歴はどのくらいなのですか？

A さん：小学校１年生からやっているので，もう８年くらいになります **[生活歴]**①．昔から疲れると腰が痛くなったりもしたので，そのせいかなとも思っています **[解釈]**①．最近はチームも強くなってきたので，私は副部長という立場から休むわけにはいかないんです **[感情]**①．痛みで思ったようにプレーできないのでチームにも迷惑をかけてしまっていると思うと悲しくなってしまいます **[感情]**②．

M　氏：そうですか．チームのためにも痛みの原因をはっきりさせないといけませんね．痛みはどんな感じですか？

［症状の性質を確認するため，具体的に質問していきます．］

― OPQRST 1 ―

発症様式：O	①スパイクを打つとき
	②授業中，体を動かすとき
	③最初は腰にひっかかるような痛みがあった．
増悪・寛解因子：P	①動かなければ痛みはない．
症状の性質・程度：Q	①動きや疲労とともに痛くなる．
部位・放散の有無：R	①痛みが足の方に広がったりはしない．
随伴症状：S	①腰以外は気にならない．
	②足が冷たくなったり，しびれたりするような感じはない．
症状の時間経過：T	①３週間ほど前からだんだん酷くなってきている．
期待	①もうすぐ大会があるので早く治したい．
生活歴	①バレーボール歴は小学校１年生から８年
解釈	①昔から疲れると腰が痛くなったので今回もそのせいと思っている．
感情	①副部長という立場から休めない．
	②チームに迷惑をかけていると思うと悲しい．

Aさん：最初は腰に引っかかるような痛みでした《O》③．最近は，動きや疲労とともに痛くなる《Q》① ような感じです．動かなければ痛みはありません《P》①．

M　氏：わかりました．足に痛みが広がったりはしますか？

Aさん：いいえ《R》①．

M　氏：足が冷たくなったり，しびれたりするような感じはありますか？

Aさん：いいえ《S》②．

⇒医療面接で得られた情報から，OPQRST を明確にします：**OPQRST1.**

⇒ OPQRST から，患者さんの臨床問題を要約します．

臨床問題の要約

Aさん：男性　14 歳　バレーボール部　副部長

【主　訴】腰の痛み

【現病歴】3 週間前から腰部の痛みがあり，スパイクを打つとき，腰を動かしたときや疲労時に痛くなる．他に痛みが出ているところはない．

⇒臨床問題の要約から，特徴ある医学情報を抽出します．

特徴ある情報 1

14 歳　男性

3 週間前に腰部の痛みを発症．痛みはスパイクを打つとき，腰を動かしたとき，疲労時に出現する．

⇒臨床問題の把握ができたら，［ステップ 2］に進みます．

ステップ 2　診断仮説の設定

⇒情報を基に，診断仮説をたてます．

主訴の腰部の痛みは 3 週間前から出現しています．しかし，以前から腰痛があったことから今回の痛みと同じものが 3 週間前からあったかどうかは定かではありません．よって，急性か慢性かの判別は今の段階では難しいと考えます．また，スパイク動作で痛みが出ることや授業中に腰を動かしたときに痛みが出ることから，腰部の動きによって痛みが出ていると言えそうです．痛みは，腰部を動かしたときのみに出ていること，また下肢に症状が出ていないことから原発性脊椎腫瘍や化膿性脊椎炎などの可能性は低くなります．

➤M氏は，診断仮説を作成しました．

診断仮説 1	○よくある疾患・病態	○見逃してはいけない疾患・病態
	筋・筋膜性腰痛 腰椎椎間板ヘルニア 腰椎分離症・分離すべり症 仙腸関節障害	腰椎分離症・分離すべり症 腰椎椎間板ヘルニア 脊柱側弯症

⇒次に診断仮説について可能性の高さから順位づけを行います．

ステップ 3　診断仮説の順位づけ

診断仮説 2	○可能性が高い疾患・病態
	①腰椎分離症・分離すべり症　②腰椎椎間板ヘルニア　③筋・筋膜性腰痛　④仙腸関節障害　⑤脊柱側弯症

患者さんの訴える痛みの部位と痛みが出る状況，また競技歴や部活の状況を考えて腰椎分離症・分離すべり症と腰椎椎間板ヘルニアを上位に持っていきます．腰椎分離症・分離すべり症は，いわゆる腰痛と誤診してしまうと治癒期間を過ぎてしまう可能性があり，また下肢の症状は出ていませんが，若年者の腰椎椎間板ヘルニアは下肢運動障害が出現することは稀であることから，2つの疾患を見逃してはいけない疾患にも分類しています．若年者の腰の痛みの場合，筋・筋膜性腰痛や仙腸関節障害も似たような症状がでますが，重症度を考え筋・筋膜性腰痛と仙腸関節障害は下位に持っていきます．脊柱側弯症の訴えはここまでではありませんが，完全に否定できないため下位に持っていきます．

⇒診断仮説がそろい，順位づけできたので，つぎは診断仮説の検証です．

ステップ 4　診断仮説の検証

➤M氏は，診断仮説の絞り込みをするために“重点的質問”をしていきます．

M　氏：以前にも腰が痛かったことがあるようですが，以前の痛みと同じような痛みですか？

[筋・筋膜性腰痛との関連性を確認します．]

Aさん：いいえ．以前は痛みがあっても時間がたてば良くなったので，明らかに以前とは違うような気がします．

M　氏：転倒して腰をぶつけたようなことはありませんでしたか？

Aさん：特にありません **[既往歴]**①．

M　氏：小さい頃に脊柱側弯症といわれたことはありますか？

[脊柱側弯症を確認します．]

Aさん：いいえ．ありません **[既往歴]**②．

M　氏：硬い椅子に座ったとき，痛みがありますか？　また，横向き（側臥位）で寝たときに痛みはありますか？

[仙腸関節障害を確認します．]

Aさん：いいえ．特にないと思います．学校の椅子が硬いのですが，座ったからといって痛みが出るようなことはありません《P》②．寝ても痛いと感じたことはありません《P》③．

M　氏：体は硬い方ですか？　立位で前屈したときに床に手が届きますか？

[腰椎分離症・分離すべり症や腰椎椎間板ヘルニアの患者はハムストリングスの緊張が高い患者がいるため確認する．]

Aさん：体は昔から硬いです．前屈しても床に手は届きません《S》③．

M　氏：家族に腰椎分離症・分離すべり症の方はいますか？

[腰椎分離症・分離すべり症は遺伝も関与するといわれているため確認する．]

— OPQRST 2 —　下線が追加された情報です．

発症様式：O	①②③
増悪・寛解因子：P	①②硬い椅子に座っても痛みは出ない． ③側臥位になっても痛みは出ない．
症状の性質・程度：Q	①
部位・放散の有無：R	①
随伴症状：S	①②③前屈しても床に手は届かない．
症状の時間経過：T	①
期待	①②父が腰痛で苦労したが，そうなりたくない．
生活歴/解釈/感情	①/①/①②
既往歴	①転倒して腰をぶつけたことはない． ②側弯症と診断されたことはない．
家族歴	①家族に腰椎分離症・分離すべり症の既往患者がいる可能性がある．

Aさん：はい．確か父がそうだったような気がしますが，定かではありません**[家族歴]**①．以前，父との話の中で腰の痛みで苦労したと聞いたようなことがあります．私もそうでなければいいのですが **[期待]**②．

⇒新しい情報を加えて OPQRST を更新（**OPQRST2**）し，特徴ある医学情報を抽出します．

特徴ある情報 2

特徴ある情報 1 ＋ 硬い椅子に座っての痛みはなし．側臥位での痛みはなし．

解説・ヒント

以前にも腰痛があったこと，また以前の腰痛はしだいに痛みがなくなってくることから，筋・筋膜性の腰痛であった可能性が考えられます．以前の痛みと比べて現在の痛みを比べることで，筋・筋膜性の腰痛なのか，それとも関節や骨の痛みなのかを比べます．ここで，患者は「痛みは違う」といっています．

腰椎分離症・分離すべり症は関節突起間部の分離で，スポーツなどによる疲労骨折が基盤とされていますが，遺伝的要素も関係するといわれています．発育期では腰痛の大きな原因であり，スポーツ選手では腰痛の 30〜50％が腰椎分離症・分離すべり症といわれています．

若年者の腰椎椎間板ヘルニアは，スポーツや外傷が発生誘因となり変性した線維輪に断裂が生じて髄核と線維輪組織が突出した状態です．その結果，後方の神経根や圧迫による機械的刺激によって腰や下肢に症状が出現します．しかし，若年者の場合は成人と違い，下肢痛よりも腰痛や殿部痛が目立ち，下肢の運動障害は稀です．よって，詳しい検査が必要となります．

脊柱側弯症は，日本での発生頻度は 1〜2％で女子に多く発生します．脊柱側弯症は原因不明のものを特発性側弯症といい，全体の 60〜70％を占めます．そのほか，先天性側弯症や，神経や筋の異常による症候性側弯症があります．学校保健法で昭和 53 年に側弯症を早期発見する目的で前屈テスト（立位で前屈したときに左右の背面の高さや脇線，両肩の高さや肩甲骨の高さを比べるもの）の追加が行われましたが，裸での検診が難しいことや前屈テストは時間がかかるということもあり，現在でも高度な変形になってから発見されるケースが存在します．この患者の場合，症候性側弯症も考えられるため詳しい検査が必要となってきます．

硬い椅子に座ることや，側臥位の姿勢で痛みが出る場合は仙腸関節の障害が疑われます．仙腸関節の障害も腰部の痛みとして訴える場合がありますので注意が必要です．ここでは，腰椎分離症・分離すべり症，腰椎椎間板ヘルニア，脊柱側弯症，これらの疾患の可能性が低くなったときに筋・筋膜性の腰痛であるといえそうです．

次に腰椎分離症・分離すべり症，腰椎椎間板ヘルニアについて考えてみましょう．脊柱側弯症は徒手検査で鑑別します．

➤M氏は，腰椎分離症・分離すべり症，腰椎椎間板ヘルニアを念頭に置きながら，痛みの部位を確実にするため質問を絞ります．

M 氏：立っていただいて，体を前に倒して前屈したり，また後屈したり，腰を回したりして動かしてみてください．痛みはありますか？

Aさん：はい．痛みがあります．

M 氏：どのように動かしたときに痛みがありますか？

［腰椎分離症・分離すべり症，腰椎椎間板ヘルニアの鑑別を行います．］

Aさん：体を反らしたときに痛みがあります《P》④．

M 氏：わかりました．体を反らして，さらに体を横に倒したときはどうですか？

Aさん：痛いです《P》⑤．

［腰椎分離症・分離すべり症の症状を確認します．］

— OPQRST 3 — 下線は，さらに追加された情報です．

発症様式：O	①②③
増悪・寛解因子：P	①②③④腰部の後屈時に痛みがある． ⑤腰部の後屈側屈時に腰部の真ん中に痛みがある．
症状の性質・程度：Q	①
部位・放散の有無：R	①
随伴症状：S	①②③
症状の時間経過：T	①
期待/生活歴/解釈	①②/①/①
感情/既往歴	①②/①②
家族歴	①

M　氏：どこが痛みますか？

Aさん：腰の真ん中が痛いです.

[神経根症状がある場合には殿部や下肢に痛みが出ます（ケンプテストの再現）.]

⇒新しい情報を加えてOPQRSTを更新（**OPQRST3**）し，特徴ある医学情報を抽出します.

特徴ある情報3

特徴ある情報1
特徴ある情報2
＋腰部を後屈・後側屈で痛みが増大.

痛みは，腰部の動きによって出ています．特に後屈したときに腰部の真ん中にでています．前屈で痛みが誘発された場合，前屈によって椎間板が後方に押し出されるため椎間板ヘルニアを疑います．また，前屈によって筋や筋腱付着部の牽引痛も誘発されるため，筋・筋膜性腰痛の可能性もあります．この患者は，後屈したときに痛みがあるため，椎間関節または関節突起間に病態があることが疑われます．バレーボールのスパイク時に痛みが出るのは，スパイクを打つ際に体を反らせるために椎間関節または関節突起間に痛みが出ていると考えられます.

➤M氏は，検証の裏づけとなる徒手検査を行います.

ステップ　5　身体所見・徒手検査

[触診・運動診]

- L5棘突起：圧痛あり
- 脊柱起立筋群：圧痛あり
- 運動痛：体幹後屈時
- 足趾背屈力，底屈力：左右差なし
- 足関節背屈力，底屈力：左右差なし

[徒手検査]

- 膝蓋腱反射・アキレス腱反射は左右ともに正常
- 下肢伸展挙上テスト（SLR）：陰性
  → 左右ともに股関節屈曲60度付近でハムストリングスの緊張あり
- ラセーグ（Lasegue）テスト：陰性
- ブラガード（Bragard）テスト：陰性
- パトリックテスト：陰性
- 腸骨回旋ストレス（Geanslen）テスト：陰性
- 前屈テスト：正常

深部腱反射は，四肢の痛みやしびれを訴えている患者さんでは，神経障害の有無を確認するために必ず行いましょう．腱反射が亢進していた場合，中枢性神経障害を疑います.

Aさんの痛みは，医療面接からも腰部の動きによる殿部や下肢の痛みやしびれがなかったため，神経根障害や神経叢障害でないと判断しましたが，さらに腱反射が正常であったことからも神経根障害や神経叢障害は除外していいと判断します．徒手検査において，各テストが陰性であったことから腰椎椎間板ヘルニアと脊柱側弯症は除外できます．触診でL5の棘突起に圧痛があったこと，また体幹を後屈したときに痛みがあったことから，椎間関節に障害があると判断できます．

⇒ここでType 2プロセスにより，これまでの医療面接・徒手検査の結果を振り返ります．

――症例3 （ステップ 1~5） の振り返り――

●（ステップ 1） 医学情報の整理

①14歳男性．3週間前に腰部の痛みを発症．痛みはスパイクを打つとき，腰を動かしたとき，疲労時に出現する．

②硬い椅子に座っての痛みはなし．側臥位での痛みはなし．

③腰部の後屈・後側屈で痛みが増大．

●（ステップ 2） 診断仮説の設定と （ステップ 3） 順位づけ（①②③④⑤）

（ステップ 2）	○よくある～可能性が高い疾患・病態		○見逃してはいけない疾患・病態	
（ステップ 3）	筋・筋膜性腰痛	③	腰椎分離症・分離すべり症	―
	腰椎椎間板ヘルニア	②	（腰椎椎間板ヘルニア）	―
	腰椎分離症・分離すべり症	①	脊柱側弯症	⑤
	仙腸関節障害	④		

（ステップ 4） 診断仮説の検証

✓硬い椅子に座って痛みがでるか？　→　仙腸関節障害の確認

✓側臥位で痛みがでるか？　→　仙腸関節障害の確認

✓体幹の前屈で痛みがでるか？　→　腰椎椎間板ヘルニアの確認
筋・筋膜性腰痛の確認

✓体幹の後屈で痛みがでるか？　→　腰椎分離症・分離すべり症の確認

ステップ 5　身体所見・徒手検査

陽　性	正常または陰性
・L5 棘突起の圧痛 ・脊柱起立筋群：圧痛あり ・体幹の後屈痛	・膝蓋腱反射・アキレス腱反射は左右ともに正常 ・下肢伸展挙上テスト(SLR)：陰性 ・ラセーグテスト：陰性 ・ブラガードテスト：陰性 ・パトリックテスト：陰性 ・腸骨回旋ストレステスト：陰性 ・前屈テスト：正常

⇒振り返りにより判断エラーがないことを確認したので[ステップ 6]に進みます.

ステップ 6　鑑別疾患の分類と最終鑑別

若年者で「腰が痛い」という症例はしばしば遭遇します．若年者の腰の痛みの場合，疼痛発現部位を特定していくのは困難であり，診察所見を総合的に判断していく必要があります．また，成人とは違った症状が出てくるため，下肢の症状がないからといって腰椎椎間板ヘルニアではないと判断したり，腰椎分離症・分離すべり症の症状である棘突起の圧痛を見逃してしまい単に脊柱起立筋群の圧痛があるからといって筋・筋膜性腰痛と安易に判断したりしてしまうと，若年患者の将来を左右してしまうことにもなりかねないため細心の注意が必要です．

腰椎椎間板ヘルニアが疑われる場合，病態を明確にするため医師へ紹介し治療方針を決め，柔道整復術が適応される場合は医師と連携をとり施術をしていきます．特に若年者の腰椎椎間板ヘルニアは体幹運動制限や前屈制限が著明に出ますが，下肢運動障害が出現することは稀です．疑わしい場合は必ず医師と連携をとりましょう．

発育期の腰椎分離症・分離すべり症は，早期発見することができれば保存療法で十分に治癒する可能性のある疾患のため，若年者で腰が痛いという訴えがあった場合には腰椎分離症・分離すべり症の可能性を常に念頭に置く必要があります．初期には引っかかるような痛みを訴え，また後屈痛や棘突起の圧痛も必ず確認しましょう．特に，医療面接では，競技の種類や立場なども聞くといいでしょう．責任感が強く我慢強い子の場合，痛みがあるのに痛くないものと表現する場合があるので，特に棘突起の圧痛をみる場合には痛い場所と痛くない場所を交互に押して，患者に確認しながら痛みの程度を比べましょう．

以上のことから，若年者の筋・筋膜性腰痛と腰椎分離症・分離すべり症の判定は困難を要するため，後屈痛と棘突起の痛みが両方ある，あるいはどちらかがあった場合にも必ず腰椎分離症・分離すべり症を疑い，状態を明確にするため医師への紹介が必要です．そのうえで，柔道整復術が適応される場合は医師と治癒目標を共有し，連携をとりながら施術をしていきます．

前屈テストで異常が見つかった場合は柔道整復術の不適応であるため，医師へ紹介します．

	柔道整復術の適応（医師との連携を含む）	**柔道整復術の不適応**
よくある疾患	筋・筋膜性腰痛 仙腸関節障害 腰椎分離症・分離すべり症 （腰椎椎間板ヘルニア）	
重症度の高い疾　　患	腰椎分離症・分離すべり症 腰椎椎間板ヘルニア	脊柱側弯症

➤M氏は，臨床推論の結果として，Aさんの痛みの原因は，腰椎分離症・分離すべり症と最終鑑別しました．

参考文献

1）守屋秀繁，糸満盛憲：整形外科診療実践ガイド．文光堂，2006：22-24，796-797．
2）国分正一，岩谷力：今日の整形外科治療指針 第6版．医学書院，2014：120-121，659-661，670-671．

症例 4　身のおきどころがない強い腰の痛み

腰の痛みでM接骨院に久しぶりに来院した患者さん．

予診票より

Aさん：女性　62歳　スーパーマーケット勤務（パートタイマー）
［既往歴］高血圧症（服薬中），骨粗鬆症（服薬中），乳癌（3年前に右乳房切除）［アレルギー歴］なし［服薬歴］降圧剤，活性型ビタミンD_3製剤
［家族歴］特記事項なし

［Aさんは顔面蒼白，顔をしかめ，夫の肩を借りながら一歩ずつそろそろと歩き，やっとの思いで診察室の椅子に座りました.］

ステップ 1　情報収集による問題把握

⇒医療面接で OPQRST を意識し，主訴を明確にします.

医療面接

M　氏：こんにちは．施術を担当しますMです．Aさん，お久しぶりですね．

Aさん：先生，ご無沙汰しています．よろしくお願いします．

M　氏：今日は腰が痛くて来られたのですね．だいぶ辛そうですね．その姿勢（座位）は辛くないですか．

Aさん：何とか大丈夫です．

M　氏：途中で辛くなったら遠慮なくおっしゃってくださいね．では，詳しくお話を聞かせてください．

Aさん：はい．以前から腰痛持ちだった《T》①のですが，1週間前から《T》②動けないほど痛くなってしまった《Q》①のです．

M　氏：痛みがひどくなった原因は思い当たりますか？

Aさん：それが何も思い当たらないのです．だんだん痛みが増して，動くのも辛い状況になってしまいました．しいて言えば，品出しの仕事**［生活歴］**①で，それほど重くないダンボール箱をいくつか運んだ程度《O》①です．でも，長年やっている仕事で特に変わったことはありません．仕事のほかには，特段運動もしていない**［生活歴］**②のに….

M　氏：どのあたりが痛むか教えてください．

Aさん：腰のこのあたりです（背中に手を回し，胸腰椎移行部あたりを指す）《R》①.

M　氏：腰のやや上あたりが痛むのですね.

[「腰」の範囲は広く，背部との境界も曖昧です．正確な局在を確認します.]

M　氏：痛みのほかの症状はありますか？

A さん：左足に力が入らない感じ《S》① がします．痛くて思うように歩けないし，歩くと小さな段差につまずいたり，スリッパが脱げたりする《S》② のです．パートは休んで，家でおとなしくしていますが，同僚に迷惑をかけてしまっているのが申し訳ないです **[感情]**①.

— OPQRST 1 —

発症様式：O	①特に思い当たらない．しいて言えばそれほど重くないダンボール箱をいくつか運んだ程度.
増悪・寛解因子：P	—
症状の性質・程度：Q	①体動困難になるほど強い疼痛.
部位・放散の有無：R	①腰部のやや上，胸腰椎移行部のあたりが痛む.
随伴症状：S	①左足に力が入らない. ②小さな段差につまずいたり，スリッパが脱げたりする.
症状の時間経過：T	①以前から腰痛持ちだった. ② 1 週間前から疼痛増悪.
感情	①仕事を休んでおり，同僚に迷惑をかけているのが申し訳ない.
生活歴	①長年，スーパーマーケットで品出しなどの仕事をしている. ②スポーツなどはしていない.

臨床問題の要約

A さん：女性　62 歳　スーパーマーケット勤務（パートタイマー）

【主　訴】腰痛

【現病歴】以前より腰痛があったが，1 週間前から疼痛が増悪して体動困難となった．スーパーの品出しの仕事をしているが，原因は特に思い当たらない．疼痛は腰部のやや上，胸腰椎移行部付近に存在する．疼痛のほか，左下肢に力が入りにくく，歩行時に小さな段差につまずいたりスリッパが脱げたりする.

特徴ある情報 1

62 歳　女性

以前より腰痛があったが，1 週間前から特に原因なく疼痛増悪，体動困難となる．疼痛は腰部のやや上，胸腰椎移行部付近に存在する．疼痛のほか左下肢の脱力感を自覚．歩行時に小さな段差につまずく，スリッパが脱げやすい.

［随伴症状の有無を確認します.］

⇒医療面接で得られた情報から，OPQRST を明確にします：**OPQRST1.**

⇒ OPQRST から，患者さんの臨床問題を要約します：**臨床問題の要約.**

⇒臨床問題の要約から，特徴ある医学情報を抽出します：**特徴ある情報 1.**

⇒臨床問題の把握ができたら，［ステップ 2］に進みます.

ステップ　2　診断仮説の設定

⇒情報を基に，診断仮説をたてます.

以前より「腰痛持ち」であったという患者が，1 週間前から特に原因なく疼痛が増悪し，体動困難になったという症例です．それほど重くないダンボール箱を運んだというエピソードがありますが，「しいて言えば」という程度で，いわゆる「ぎっくり腰」とは異なる可能性があります．部位は「腰痛」とはいうものの，やや上部の胸腰椎移行部付近が痛むと訴えています．顔面蒼白で顔をしかめ，夫の肩を借りてようやく入室してきたことから，疼痛の程度は相当ひどいものであると推測されます.

また，左下肢に力が入りにくく，歩行時に小さな段差につまずく，スリッパが脱げやすいとの訴えから，下肢の麻痺が疑われます．疼痛の激しさから，年齢的にも骨粗鬆症で服薬している（予診票で確認）ことからも，胸腰椎移行部の圧迫骨折（脆弱性）を考慮に入れなければなりません．圧迫骨折は外傷による場合も

診断仮説 1	○よくある疾患・病態	○見逃してはいけない疾患・病態
	腰部捻挫（ぎっくり腰を含む）	化膿性脊椎炎などの感染性疾患
	いわゆる筋肉痛	尿管結石
	腰椎分離症・分離すべり症	子宮筋腫
	筋・筋膜性腰痛	胆石
	胸腰椎移行部椎体圧迫骨折	転移性骨腫瘍
	骨粗鬆症による腰痛	骨原発性腫瘍
	腰椎椎間板ヘルニア	
	変形性脊椎症	
	心因性疼痛	

ありますが，骨粗鬆症が進行した症例では特に外力が加わったわけではないのに生じることもあるため注意が必要です．また，予診票には高血圧症のほかに乳癌の既往がある旨が書かれていました．乳癌は手術で切除していますが，転移性骨腫瘍も念頭に慎重に検索していきましょう．

➤M氏は，診断仮説を作成しました（**診断仮説 1**）．

⇒次に診断仮説について可能性の高さから順位づけを行います．

ステップ 3 診断仮説の順位づけ

診断仮説 2	○可能性が高い疾患・病態 ①胸腰椎移行部椎体圧迫骨折 ②変形性脊椎症 ③腰椎椎間板ヘルニア ④腰部捻挫 ⑤内科系疾患 ⑥感染性疾患 ⑦転移性骨腫瘍 ⑧腰椎分離症・分離すべり症

通常よりかなり疼痛が強く，また骨粗鬆症の治療中であることから，胸腰椎移行部の圧迫骨折を上位とします．次いで，下肢に麻痺があることから腰椎椎間板ヘルニアと変形性脊椎症，特に年齢から考えて後者の可能性を考慮します．また，疼痛が強度ではありますが「腰痛持ち」であったという既往から，症状の強い腰部捻挫も考慮に入れます．その他，感染性疾患，尿管結石，子宮筋腫，胆石など内科系の疾患も否定できません．また，切除したとはいえ乳癌の既往があることから，転移性骨腫瘍の可能性は除外することはできません．腰椎分離症・分離すべり症は，単純 X 線検査などの画像診断を受けていないため，医師による対診がなければ否定できません．いわゆる筋肉痛と筋・筋膜性腰痛，さらに心因性の腰痛は，症状が激烈であるため除外します．

⇒診断仮説がそろい，順位づけできたので，つぎは診断仮説の検証です．

ステップ 4 診断仮説の検証

➤M氏は，診断仮説の絞り込みをするために“重点的質問”をしていきます．

M 氏：ダンボールを持った時，急にズキッとくるようなことはありましたか？

Aさん：ありません．《O》②

M 氏：しりもちをついたり，腰を急に強くひねったりというようなことはありましたか？

Aさん：それもありません《O》③．何もしていないのに突然ひどくなり，今日は辛くてどうしようもなくて這うようにして来ました．救急車も考えた《Q》②のですが，大げさだと思って夫に助けてもらって何とか来ました．先生，座っているのが辛くなってきたので，横にならせてもらってもいいですか《Q》③．

M　氏：わかりました．私が助けますから，ゆっくり横になりましょう．

Aさん：いたたたた…，すみません，ありがとうございます．こうして横になっても，座っているよりはましなのですが痛む《Q》④のです．どの姿勢でも，じっとしていても痛む《P》①ので，身の置き場がない感じ《Q》⑤です．

M　氏：辛いですね，その姿勢が辛かったら，またすぐに言ってください．予診票に高血圧症と骨粗鬆症，さらに乳癌と書かれていましたが，他に何か受診している病気はありますか？

Aさん：ありません．乳癌も3年前の手術で完治［**既往歴**］①しましたし，今年の健康診断では血圧が高いほかは，血液中のカルシウムの値が少し

―OPQRST 2―　下線が追加された情報です．

発症様式：O	①②ダンボール箱を持ったとき，急激な疼痛の増悪はなかった． ③しりもち，腰をひねるなどの外傷の既往はない．
増悪・寛解因子：P	①座位，臥位を問わず，どの姿勢でも痛む．
症状の性質・程度：Q	①②救急車も考えるほどの強い疼痛． ③長時間の座位が困難． ④臥位になっても坐位よりはましだが痛む． ⑤じっとしていても痛み（安静時痛），身の置き場がない感じ．
部位・放散の有無：R	①
随伴症状：S	①②③体温は平熱である．
症状の時間経過：T	①②
既往歴	①乳癌術後3年． ②今年の健康診断では高血圧と軽度の高Ca血症を指摘されたほかは正常であった． ③高血圧症，骨粗鬆症で通院，服薬中．（B病院） ④今まで同様の症状が出たことはない．
感情	①
生活歴	①②

高いと言われたくらいで，あとは問題ない **[既往歴]**②とのことでした．血圧の薬と骨を丈夫にする薬はB病院で処方してもらっています **[既往歴]**③．

M 氏：体温を測ってみましょう．36.2℃ **《S》**③ ですね．今までに似たような症状が出たことはありますか？

A さん：ありません **[既往歴]**④．

⇒新しい情報を加えてOPQRSTを更新（**OPQRST2**）し，特徴ある医学情報を抽出します．

特徴ある情報 2

特徴ある情報 1 ＋ 座位・臥位を問わず，どのような姿勢でも痛み（安静時痛），身の置き場がない感じがする．しりもち，ひねるなどの外傷の既往はない．体温は平熱．軽度の高Ca血症を指摘されている．高血圧症と骨粗鬆症で服薬中．乳癌の術後3年．

解説・ヒント

座位でも臥位でも強い安静時痛があることが重要な症状です．救急車を呼ぶことも考え，また座位での問診に耐えられないほどの痛みであることが明らかとなりました．疼痛は自覚症状だけでは判断できないため，丁寧な触診と徒手検査が必須ですが，相当強い疼痛があることに配慮する必要があります．［ステップ5］で詳しくみていきますが，迅速に行う必要があります．また，もちろん医師の判断になりますが，軽度であっても高Ca血症を指摘されていること，患者は「完治した」と思っていても乳癌の既往があることも軽視してはなりません．

➤M氏は，柔道整復師が対応すべき疾患ではない可能性を念頭に置きながら，判断を確実にするため質問を絞り込みます．

M 氏：夜は眠れていますか？

A さん：この数日は夜になると痛みがひどくなり，よく眠れていません **《Q》**⑥ **《P》**②．

M 氏：そうですか，痛みが強いうえに眠れないのはとても辛いですね．

A さん：はい，市販の痛み止めを飲んでも効かない **《Q》**⑦ **《P》**③ のです．だから，以前お世話になった先生を頼りに来たのです．

⇒新しい情報を加えてOPQRSTを更新し，特徴ある医学情報を抽出します．

— OPQRST 3 —　下線は，さらに追加された情報です．

発症様式：O	①②③
増悪・寛解因子：P	①②夜間になると疼痛増悪. ③市販の消炎鎮痛薬を服用しても疼痛不変.
症状の性質・程度：Q	①②③④⑤⑥疼痛は夜間になると増悪する（夜間痛）. ⑦市販の消炎鎮痛薬を服用しても効果なし.
部位・放散の有無：R	①
随伴症状：S	①②③
症状の時間経過：T	①②
既往歴	①②③④
感情/生活歴	①/①②

特徴ある情報 3

特徴ある情報 1　疼痛は夜間になると増悪する．
＋
特徴ある情報 2　市販の消炎鎮痛薬が無効である．

夜になると増悪する夜間痛，さらに市販の消炎鎮痛薬を服用しても疼痛が改善されないことが明らかになりました．安静時痛，夜間痛，薬物が奏功しない．柔道整復師は，これらの症状に最大の注意を払う必要があります．医療面接により，柔道整復師が対象とする疾患ではない可能性が高くなりました．

➤M氏は，検証の裏づけとなる徒手検査と触診を行います．

ステップ 5　身体所見・徒手検査

[触診・運動診]

- 腰部（胸腰椎移行部）：圧痛あり，運動診は疼痛のため不能.
- 殿部（坐骨神経・ワレー（Valleix）圧痛点）：圧痛あり，運動診は疼痛のため不能.
- 下肢の表在知覚：大腿から下腿の前面，外側，後面全体に感覚鈍麻あり.
- 徒手筋力検査：腸腰筋・大腿四頭筋・大内転筋・半腱様筋・前脛骨筋・長母趾屈筋・長母趾伸筋・腓腹筋のいずれもMMT4，近位の筋は検査時に著しい疼痛あり.

[徒手検査]

- SLRテスト：陽性
- 頭部から脊柱への圧迫テスト：強陽性
- ケンプテストほか，その他の腰部の徒手検査：疼痛のため不能.
- 膝蓋腱反射，アキレス腱反射が低下

解説・ヒント

① **胸椎移行部椎体圧迫骨折**：疼痛強度で体動困難であることから疑わしいですが，下肢に麻痺症状があることに注意が必要です．椎体が骨折した場合，圧迫骨折であれば脊髄の圧迫症状が出現することはまれです．破裂骨折の場合は，骨片の脊柱管への嵌入による脊髄圧迫症状が現れることがありますが，本例は破裂骨折を起こすようなエピソードがないため，可能性は低いと考えます．また，圧迫骨折であれば，脊柱に体重のかからない臥位であれば疼痛が軽減しますが，本症例にはその傾向がみられません．

② **変形性脊椎症**：年齢的に考えられますが，疼痛が強く，臥位でもその傾向は変わらず，さらに消炎鎮痛薬が無効であったことから可能性は低いと考えます．

③ **腰椎椎間板ヘルニア**：下肢の麻痺があり，急性の激しい疼痛であることから本疾患の可能性も考えられます．しかし，②変形性脊椎症と同様の理由で可能性は低いと考えます．

④ **腰部捻挫**：外傷のエピソードに乏しく，また②変形性脊椎症と同様の理由で可能性は低いと考えます．

⑤ **内科系疾患**：特に尿管結石が疝痛発作で激烈な疼痛を生じることが知られていますが，いずれの内科的疾患も，除外するためには医師の対診が必要となります．

⑥ **感染性疾患**：平熱であることから可能性は低いと考えますが，除外するためには医師の対診が必要となります．

⑦ **転移性骨腫瘍**：安静時痛，夜間痛，通常の対処（例えば安静や消炎鎮痛薬の服用）が奏功しないという3つの徴候は，転移性骨腫瘍の重大なシグナルです．高カルシウム血症は，骨粗鬆症の治療薬（例えば本例が服用している活性型ビタミン D_3 製剤）の副作用として生じることもありますが，転移性骨腫瘍などの骨破壊性疾患に起因して起こることも多く，注意が必要です．治療だけでなく検査についても接骨院での対応には限界があると考えられます．いたずらに治療を行うことは絶対禁忌です．

⑧ **腰椎分離症・分離すべり症**：単純X線検査などが必要となりますが，②変形性脊椎症と同様の理由で可能性は低いと考えます．

⇒ここでType 2プロセスにより，これまでの医療面接・徒手検査の結果を振り返ります.

——症例4 (ステップ 1~5) の振り返り——

●(ステップ 1) 医学情報の整理

①62歳女性．以前より腰痛があったが，1週間前から特に原因なく疼痛増悪，体動困難となる．疼痛は腰部のやや上，胸腰椎移行部付近に存在する．疼痛のほか左下肢の脱力感を自覚．歩行時に小さな段差につまずく，スリッパが脱げやすい.

②座位・臥位を問わず，どのような姿勢でも痛む（安静時痛）．身の置き場がない感じがする．しりもち，ひねるなどの外傷の既往はない．体温は平熱．軽度の高Ca血症を指摘されている．高血圧症と骨粗鬆症で服薬中．乳癌の術後3年.

③疼痛は夜間になると増悪する.

●(ステップ 2) 診断仮説の設定と (ステップ 3) 順位づけ（①②③④⑤⑥⑦⑧）

	○よくある～可能性が高い疾患・病態		○見逃してはいけない疾患・病態	
(ステップ 2) (ステップ 3)	腰部捻挫（ぎっくり腰を含む）	④	化膿性脊椎炎などの感染性疾患	
	いわゆる筋肉痛	—	尿管結石	—
	腰椎分離症・分離すべり症	⑧	子宮筋腫	—
	筋・筋膜性腰痛	—	胆石	—
	胸腰椎移行部椎体圧迫骨折	①	転移性骨腫瘍	⑦
	骨粗鬆症による腰痛	—	骨原発性腫瘍	—
	腰椎椎間板ヘルニア	③		
	変形性脊椎症	②	内科系疾患（尿管結石など）	⑤
	心因性疼痛	—	感染性疾患	⑥

(ステップ 4) 診断仮説の検証

✓疼痛の程度は？　→　強度の疼痛をきたす腰背部疾患の想起
✓外傷の既往はあるか？　外力の程度は？　→　外傷有無とその程度の確認
✓職業歴，スポーツ歴は？　→　外傷や障害をきたす可能性の検討
✓圧痛の部位は？　→　部位の確認
✓運動診は？　→　疼痛を招来する動作の確認
✓疼痛以外の症状があるか？　特に麻痺（運動および知覚）はあるか？

→ 脊髄圧迫症状の確認

✓腰部以外の部位の疼痛があるか？ → 脊髄圧迫症状の確認

✓既往歴は？ → 転移性骨腫瘍をはじめ他疾患との関連を確認

✓現病歴および服薬状況は？ → 他疾患との関連を確認

✓体温は？ → 化膿性脊椎炎など感染性疾患の確認

✓安静時に疼痛が寛解するか？

→ 転移性骨腫瘍など安静時痛をきたす疾患を確認

✓夜間，疼痛は寛解するか？ → 転移性骨腫瘍など夜間痛をきたす疾患を確認

✓一般的な治療や対処をしたか？ していればその効果は？

→ 治療に反応する疾患であるか否かの確認

(ステップ 5) 身体所見・徒手検査

陽 性	正常または陰性
・腰部（胸腰椎移行部）：圧痛あり，運動診は疼痛のため不能. ・殿部（坐骨神経・ワレー圧痛点）：圧痛あり，運動診は疼痛のため不能. ・下肢の表在知覚：大腿から下腿の前面，外側，後面全体に知覚鈍麻あり. ・徒手筋力検査：腸腰筋・大腿四頭筋・大内転筋・半腱様筋・前脛骨筋・長母趾屈筋・長母趾伸筋・腓腹筋のいずれもMMT4．近位の筋は検査時に著しい疼痛あり. ［徒手検査］ ・SLRテスト：陽性 ・頭部から脊柱への圧迫テスト：強陽性 ・ケンプテストほか，その他の腰部の徒手検査：疼痛のため不能. ・深部腱反射：膝蓋腱・膝屈筋・アキレス腱反射のいずれも低下.	※いずれの検査も，疼痛と体動困難のため，正確に検査ができていない可能性が高い項目が多いことに注意が必要

⇒振り返りにより判断エラーがないことを確認したので［ステップ6］に進みます.

ステップ 6　鑑別疾患の分類と最終鑑別

この症例は，特に原因なく激烈な腰部痛をきたし体動困難となったものです．ようやく「這うようにして」接骨院に来院し，問診のあいだ座位を保つことができないほどの重症で，あらゆる意味で配慮が必要です．腰痛は接骨院の患者によくみられる愁訴ですが，ありふれた腰痛（または背部痛）の中に圧迫骨折や内科的疾患，そして腫瘍性の疾患が存在することに注意が必要です．特に激烈な腰背部痛をきたす疾患に，椎体の圧迫骨折，尿管結石，転移性骨腫瘍（に起因する病的骨折）があります．

転移性骨腫瘍は，発見のその時から生命予後改善のための取り組みが必要になります．整形外科を中心に腫瘍原発巣の担当科，放射線科，化学療法科，緩和ケア科，リハビリスタッフ，看護師，ソーシャルワーカーなどから構成されるチーム医療が求められます．早期発見，早期治療が重要なことは言うまでもなく，柔道整復師には，一刻も早く医科につなぐことが求められます．「痛みが強い腰痛患者」，さらに「安静時痛，夜間痛，治療が奏功しない」という症例に対し「ピンとくる」ことが大切です．骨転移しやすい腫瘍には乳癌，肺癌，前立腺癌，腎癌などがあります．残念ながら，悪性腫瘍は手術療法でも根治に至らない場合もあり，例えば病巣切除を行った例でも転移，再発への注意が必要です．強い疼痛

	柔道整復術の適応（医師との連携を含む）	**柔道整復術の不適応**
よくある疾患	腰部捻挫（ぎっくり腰を含む） いわゆる筋肉痛 筋筋膜性腰痛 胸腰椎移行部椎体圧迫骨折（医師の対診後）	腰椎分離症・分離すべり症 骨粗鬆症 腰椎椎間板ヘルニア 変形性脊椎症 心因性疼痛
重症度の高い疾患		化膿性脊椎炎などの感染性疾患 尿管結石 子宮筋腫 胆石 転移性骨腫瘍 骨原発性腫瘍

を訴える症例，また「エピソードと症状・経過がつり合わない」症例は，いたずらに治療を長引かせず，早期に医師の対診を依頼すべきです．

➤M氏は，臨床推論の結果として，Aさんの痛みの原因は，乳癌に起因する転移性骨腫瘍の可能性を含む，柔道整復師の対応すべき疾患ではないと最終鑑別しました．

参考文献

1）中村孝志，中川泰彰：腰痛．内科診断学　第3版，2016年．
2）吉川秀樹：骨転移癌．今日の診断指針　第7版，2015年．
3）眞鍋淳：がんの骨転移．今日の治療指針　2018年版，2018年．

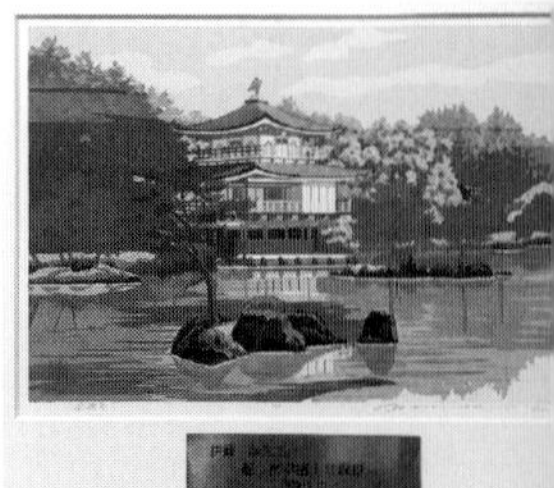

本書を京都府立医科大学名誉教授 平澤泰介先生に捧ぐ

平澤泰介先生との出会いは，教員生活の第1歩を歩み始めた2001年4月のことでした．柔道整復学は学問か，教育担当者に論文や著書等の学術業績が無い，等が問われ，柔道整復師養成施設としての大学開設に，大きなハードルとなっていました．当時の柔道整復師の教授候補者には，博士号の取得者がほとんどおらず，論文等の業績も乏しく，柔道整復領域の書籍は専門学校教育に基づく教科書しかない状況でした．そのため，上司からは「とにかく研究し，学会発表をして論文を書け」と指示されました．しかし，劣等生の私がすぐに論文を書けるわけもなく，そこで平澤先生にご指導を受けることになりました．以前から論文や書籍でお名前は存じておりましたが，医学部の教授は恐いものと，挨拶も怖々でした．先生は，「私の部屋にいつでも来なさい，何でも相談しなさい」と，とても気さくに接してくださいました．これを機に，度々お部屋に遊びに行かせていただきました．

爾来，国際学会での発表，ご著書の校正等のお手伝いをさせていただき様々なことを学ばせていただき，さらに研究指導を授かり，著書への分担執筆をも命じていただきました．特に，頼りない私を整形外科学やリハビリテーション医学の著者として加えていただいたことはこの上ない経験・財産となり，論文や著書を作成する大切さを学びました．柔道整復師の不正が取り沙汰される状況にあっても，整形外科医としての指導的立場から，柔道整復関連学会でのご講演，関連書籍のご監修等も快くお引き受け下さり，常に建設的なご指導を頂きました．本書の編集に私を推薦してくださったのも他ならぬ平澤先生でした．その際お電話で，「先生を推薦したよ．私にできることがあれば何でも言ってくれ」と優しいお言葉をいただきました．長らくご無沙汰していたため，本書完成の折にはご挨拶にお伺いすると思っていたところ，2020年3月にご逝去なされたと知り，悲しみが止みません．先生がお好きな言葉の一つ「虚心坦懐」を胸に，ご恩に報いるべく精進いたします．柔道整復の業界に多大なご貢献を賜り，教員として大学人として，その使命や責務を教えていただいた，師である平澤泰介先生にこの場をお借りして哀悼の意を捧げます．

写真は博士号取得のお祝いとして先生から頂いた金閣寺の版画．「京都を思い出していつでも遊びに来て下さい」と，お手紙が添えられていました．

（伊藤　譲）

さくいん

欧文

あ

い

え

お

か

き

く

け

こ

さ

し

す

せ

そ

た

ち

つ

て

と

な

に

ね

は

ひ

ふ

へ

ほ

ま

め

も

や

ゆ

よ

ら

り

ろ

わ

【編著者略歴】

伊藤　譲（いとう　ゆずる）

1993 年 3 月　明治国際医療大学　鍼灸学部鍼灸学科　卒業
1995 年 3 月　明治国際医療大学大学院　修士課程鍼灸臨床医学分野　修了
2001 年 3 月　明治東洋医学院専門学校　柔整学科　卒業
2001 年 4 月　明治国際医療大学　鍼灸学部リハビリテーション科学教室　助手
2004 年 4 月　明治国際医療大学医療技術短期大学部　基礎柔道整復学教室　講師
2008 年 3 月　大阪医科大学大学院　医学研究科博士課程機能系生理学分野　修了
2008 年 4 月　了德寺大学　健康科学部整復医療・トレーナー学科　准教授
2012 年 4 月　帝京科学大学　医療科学部　東京柔道整復学科　准教授
2014 年 4 月　日本体育大学　保健医療学部整復医療学科　教授（現在に至る）

資格：博士（医学），修士（鍼灸学）
柔道整復師，はり師，きゅう師
日本スポーツ協会公認アスレティックトレーナー
健康運動指導士

実践・臨床推論　根拠に基づく柔道整復術を目指して

2020年 7 月 15 日　第 1 版　第 1 刷発行
2022年 4 月 15 日　第 1 版　第 2 刷発行

編著者　伊 藤　　譲
発行者　竹 内　　大
発行所　錦 房 株式会社
〒 244-0002　横浜市戸塚区矢部町 1865-8
TEL/FAX　045-871-7785
http://www.kinfusa.jp/
郵便振替番号 00200-3-103505

印刷／製本・真興社

乱丁，落丁の際はお取り替えいたします.

ISBN978-4-9908843-6-9　Printed in Japan